羽鳥　隆

JN247384

外科医の腕は何で決まるのか

がん手術のすべてがわかる

GS
幻冬舎新書
442

まえがき

私は肝胆膵《かんたんすい》（肝臓・胆道・膵臓《すいぞう》）を専門にする外科医です。

胃や腸などについては、読者にもなじみがあるかと思いますが、肝臓・胆道（胆管、胆のう）・膵臓に関しては、ふだん意識したことがないという人も多いのではないでしょうか。

私が所属している消化器外科では、食道、胃・十二指腸、小腸・大腸、肛門、肝臓、脾《ひ》臓《ぞう》、胆道、膵臓の消化器すべてを扱っています。私は、そのなかの肝臓・胆道・膵臓を中心に手術をしています。

肝胆膵の外科医になるためには、最初に胃や大腸などについて学び、消化器手術の基本的な経験をしっかりと積んだうえで、肝臓・胆道・膵臓の専門医としての道を究めます。

私が肝胆膵の専門医になったのは、肝臓・胆道・膵臓が、消化器のなかでも消化液やホルモンなどを分泌する重要な器官で、解剖学的な構造が複雑であり、手術がむずかしいといわれている臓器だからです。そこにやりがいを感じると同時に、外科医としての腕を磨き、一人でも多くの患者さんを救いたいと思ったのです。

肝胆膵の専門医になると、肝臓・胆道・膵臓の病気すべてを扱いますが、なかでも私は膵臓がんの手術を多く手がけています。

膵臓がんは治りにくいがんの代表ともいえ、自覚症状もほとんどないため、患者さんの多くは、がんが進んだ状態で見つかります。そのため膵臓がんの患者さんのうち、手術できるのは約3割、手術後の再発率は8〜9割ともいわれています。それくらい治る可能性の低いがんなのです。

それだけに、手術がうまくいき、再発もせずに元気に生活している患者さんがいると、とてもうれしく、肝胆膵の専門医になって本当によかったと実感します。

ところで、私が本書を執筆しようと思ったのは、この本の編集担当の方から、「このタイトルで本を書いてほしい」という依頼があったからです。その編集者の従兄が膵臓がんになり、手術についていろいろ調べているうちに、膵臓の特殊性と手術のむずかしさを知り、私のところに辿《たど》り着いたということでした。「私がそんな本をだすなんて、おこがましいのではないか？」と当初は執筆をしぶっていたのですが、「どうしても」という熱意にほだされるとともに、「手術で寿命が縮まる」「手術なんて受けるな」などといった昨今の手術に対する誤解を少しでも解けないか、そして私が偉大な先輩たちに教えていただいた「患者さん第一」の手術に対する哲学や極意を少しでも伝えられたらと思い、引き受けました。

本書のなかには、腕のいい外科医や手術のうまい医者などの表現が度々でてきますが、これは私が一緒に仕事をさせていただいた数名の先達《せんだつ》の外科医のことを指しており、決して私のことではないことを、ここに明記させていただきます。

つきましては、本書を読まれる読者の方に、ぜひ知っていただきたいことがあります。

それは、がんは日本人の2人に1人がなるといわれ、珍しい病気ではなくなったこと、そして前述の通り、膵臓がんに関しては早期発見がむずかしく、手術後の生存率も、他のがんより低いということです。

膵臓がんを多く手術している身としては歯がゆい思いをしていますが、とくに残念なのが、半年くらい前から病院で検査を受けてきたにもかかわらず、膵臓がんの診断がついた頃には手術ができないほどにがんが進行しており、その段階で転院してくる患者さんがとても多いことです。

膵臓がんは進行が早く、月単位で状態が変わります。治療に関しては一刻の猶予もならないのです。すぐに手術をしていれば、もっと生きられる可能性があったのに……、と悔やまれるケースも後を絶ちません。

どうして、そんなことが起きてしまうのか。

そもそも膵臓がんは、他のがんと何が違い、治療はどうなっているのか。

そして、腕のいい外科医とはどういう人をいうのか。

そんなことを医療の現場にいる者として、読者の皆さんにお伝えできればと思っています。

膵臓がんは男女ともに増えています。早期発見はむずかしくても、腕のいい外科医と出会えれば、天寿を全うできる可能性もあります。

もちろん、膵臓がんを前にしては医者の力は象に立ち向かう蟻《あり》のようなものですが、本書を読めば、手術後の回復や治療がスムーズになり、元気に日常生活に戻れるようになるためには、腕のいい医者に巡り会うことがいかに重要かがおわかりになるかもしれません。

本書が、読者の皆さんががん治療の現場を知る一助になれば幸いです。

国際医療福祉大学三田病院　消化器外科医　羽鳥　隆

外科医の腕は何で決まるのか／目次

第二章　腕のいい、悪いは何で決まるのか

第四章 医療に百パーセントを求めてはいけない 131

第七章 がん治療と外科医はこれからどうなるか

構成 佐久間真弓
図版 美創

第一章　腕のいい外科医は何が見えているのか

どういう医者を名医というのか

世間には「名医」という言葉があふれています。雑誌でも「名医ランキング」などという特集が組まれたりします。一般的なイメージとしては、どんな病気でも、たちどころに治してしまう医者といったものでしょうか。

しかし、手塚治虫が描いたマンガ『ブラック・ジャック』のような「神の手」を持つ外科医など、この世には存在しません。医学の知識と手術ができる腕を持つ「専門家」がいるだけです。そういう専門家のなかには手術がうまく、患者からの信頼も厚い医者がいるかもしれません。そういう人を名医と呼ぶなら、確かに名医はいるでしょう。

とはいえ、そもそも病気が治るかどうかは、医者の腕というより、どんな病気になったかによって変わります。同じがんでも、それができた場所や、がんの性質（悪性度）によって治りにくかったり、治りやすかったりするのです。

たとえば、消化器のがんのなかで大腸がんは比較的治りやすいがんの一つで、そういうがんは、わりに経験の浅い若手の医師の手術でも治る可能性が高かったりします。

それに対し、私が扱っている膵臓がんは、治りにくいがんの筆頭に挙げられるもので、手術自体が複雑でむずかしく、どんな名医が手術をしても、治る率は低いのです。単純に手術後の生存率だけで名医かどうかを判断するなら、膵臓がんを扱っている外科医に名医は一人もいないことになります。

それなら名医とは、どんな医者のことをいうのか。

私にとって外科の名医とは、自分や自分の家族ががんになったとき、安心して手術を任せられる人、任せてダメでも諦めがつく人、ということになるでしょう。

それはどういう医者かというと、まず一つ目は、患者の側に立った治療ができるか、ということです。自分の手術件数を上げるために、無理に手術をするような医者は論外です。

2つ目は、病気の「見立て」が正確であること。がんかどうかは検査結果を見て判断しますが、検査した画像を的確に読み込み、がんがどこまで広がっているか、手術が可能か、どういう手術をすればいいかをきちんと診断できることが非常に重要なのです。

そして3つ目が、病態に応じたいろいろな手術のやり方を熟知していて、なおかつ実際に手術ができる医者であることです。そうでなければ、とても自分や家族の命を預けることはできません。

最後に、これがもっとも肝心なのですが、患者さんの治そうとする力、治癒《ちゆ》力を邪魔しないことです。

患者さんにはだれでも自然の治癒力が備わっています。手術後にはこの力が総動員されて、黙っていても、仮に放置されていても、患者さんの体は徐々に回復しようとします。ところが、そこに医者が余計な手出し（治療）をして邪魔をすることがあります。

医者は、あくまでも患者さんの本来の力を引き出すサポート役（適切な治療）に徹すべきです。

これら4つのポイントをクリアできる医者こそが、名医といえるのではないかと思います。

「手術は成功しました」という医者は微妙

よくドラマなどで、外科医が手術後に家族に対して「手術は成功しました」ということがありますが、外科医の私からいわせると「手術が成功したかどうかは、その場ではわからないのに」と思います。

私が手術後にご家族にお伝えするのは、「予定していた方法で終わりました」「予定していた3つの方法のうち、2番目の方法で行いました」「予定していた手術ができなかったので、別の方法で行いました」などというものです。決して「成功しました」とはいいません。

手術が成功したかどうかは、その患者さんが元気に退院できるかどうか、退院後に質の高い生活が送れるかどうかで決まります。ですから手術直後には、成功したかどうかはわからないのです。

2012年に天皇陛下の心臓手術を行った順天堂大学の天野篤《あまのあつし》先生は、手術後、マスコミの記者から「手術は成功ですか？」と聞かれ、「1カ月後、2カ月後の状態を見て判断してください」と答えられました。その後の天皇陛下のご様子を見れば、手術がうまくいったことは明らかです。ですが、手術直後に「成功しました」とはおっしゃいませんでした。

手術後に無事に退院し、日常生活に戻れるようになったら、そこで初めて手術は成功したといえるのだと思います。

しかし、それががんの手術になると、成功したかどうかの基準は変わります。

手術後、元気に過ごし、再発せずに長期間生きることができたら、そこでようやく、「手術は成功した」といえるのです。

実際、手術をした時点では、がんの塊はきれいに取り除けても、再発が起こるかどうかは、外科医自身にもわからないことなのです。なぜなら目に見えないほどの小さな転移が、他の臓器に潜んでいる可能性もあるからです。

とはいえ、腕のいい医者に手術をしてもらえば、手術後の回復のスピードが違うし、その後の化学療法などの治療が速やかに行えるため、再発の確率も下がるということは、(声高にはいえないとはいえ) 多くの外科医が感じていることではないでしょうか。

では、どういう外科医が腕のいい医者といえるのか、これから詳しくお話ししていきたいと思います。

「腕のよしあし」と「手先の器用さ」は関係ない

腕のいい外科医というと、どんなイメージを持たれるでしょうか？
「手先が器用なのだろう」と思っている人が大半のようですが、そんなことはありません。実のところ、手先が器用かどうかはあまり関係ないのです。

といっても、衣服のボタンつけぐらいはできます。周りの外科医を見ても、それくらいはできるようです。ただ、リンゴの皮をきれいにむけるかというと、得手不得手があるようです。つまり、その程度の器用さがあれば、外科医にはなれるということです。

では、腕のいい外科医に必要なものとは何なのでしょうか。

手術中の手の扱いや手さばきを「手技《しゅぎ》」といいますが、その手技がていねいかどうかが、とても重要なのです。たとえ器用であっても、雑な手技では、誤って血管や組織を傷つけてしまうことになりかねません。もちろん、すぐに修復はしますが、その分、余計な時間がかかってしまいます。

手術の手技がていねいかどうかは、手先の器用さというより、手術に際しての気持ちの問題といえるでしょう。外科医のなかには気が短くて、せっかちな人もいますが、手術の手技は非常にていねいだったりします。腕のいい外科医は、手術に関しては、最大限の準備をしたうえで、細心の注意を払って行うものなのです。そして、無駄のない手の運びで、正確な部位を捌《さば》いていきます。ただていねいなだけでもダメなのです。

私は若い頃、千葉大学医学部出身の先輩から「獅胆鷹目《したんようもく》　行以女手《おこなうにじょしゅをもってす》」という言葉を教わりました。これは千葉大学医学部の外科学の祖といわれる三輪徳寛《みわよしひろ》先生の教えで、「獅子《しし》のように細心にして大胆かつ動じない胆力、鷹《たか》のように諸事を見通し、判断、解決できる眼力、女性の手のように臓器を柔らかく扱い、緻密《ちみつ》に行える手技」が外科医には必要だということを説いています。

この教えは千葉大学医学部に連綿と引き継がれてきたものですが、私もこの言葉に深く感銘し、常に肝に銘じて手術を行っています。

もともとは、江戸時代にシーボルトらにより蘭学とともに日本に伝わったそうですが、手術の真髄《しんずい》を示した大変興味深い言葉です。

あるとき、ドイツの有名な外科の教授と知り合いになったのですが、そのときにドイツにも同様の格言があると知りました。

この教えは外科医にとって耳を傾けるべき価値のあるものですが、人によって受け取り方はさまざまです。「なるほど」とピンと来る人もいれば、「昔の先生のいった言葉でしょう」と聞き流す人もいます。

しかしながら、三輪先生の教えに共感し、忠実に実践している医者は、手技のうまい外科医である可能性が高いといえるでしょう。

手術の手技は、ていねいに越したことはありませんが、だからといって几帳面であればいい、というわけでもありません。几帳面すぎると手技に時間がかかりすぎたり、型にはまった手術しかできなくて、臨機応変な対応ができなくなるからです。

また、一つの方法に固執する人や、マニュアル通りの方法しかできない人は、手術中に偶発的なことが起きると、パニックに陥り、対応できなくなってしまいます。

当然、さまざまな手技を身につけるには十分な経験が必要ですが、研修中の頃から何でも吸収しようとする気構えが大切になります。

一方で、手術のうまい外科医は、どんなことにも臨機応変に対応できる引きだしをたくさん持っています。車のハンドルに遊びの部分があるように、応用の利く想像力と発想力、そしてそれを実行できる技術的な幅も、外科医の腕のよしあしを決める重要な要素ではないかと思います。

外科医の仕事は手術だけではない

外科医の仕事は、手術をするだけだと思われるかもしれませんが、手術後にもやらなければならない仕事があります。それは、手術のポイントとなるところを思いだしながらスケッチすることです。うまくなくてもいいので、どこをどうしたかがわかる記録を残すのです。現在では重要な場面を写真に残しますが、そういう作業をすることが手術をふり返ることになり、外科医にはとてもいい勉強になるのです。

また、がんがあるかどうかを顕微鏡で検査してもらうための準備作業も行います。

このときも、切り取った患部（病気のあるところ）をスケッチして、どれがどの部位か、この端がどこであるか、などがわかるようにして病理専門医に提出します。そうしないと、肝臓や膵臓などの立体的な臓器は、表と裏、上下や左右がわかりにくいため、病理専門医の先生がまちがえてしまうことがあるからです。

手術がうまい人は、こうした作業も率先してやっています。こうした日々の積み重ねが、手術の方法や手技の上達につながるのです。

手術のうまい外科医はここが違う

私は膵臓がんの手術を数多くやっていますが、そのときに気をつけていることは、「根《こん》治性《ちせい》」と「QOL（生活の質）」のバランスです。

根治というのは「病気のもとを根本的に治療する」という意味で、外科的にいうと、手術でがんの塊を取り残さないように切除する（切り取る）ことをいいます。

りんごを例にとって説明しましょう。

りんごのなかの腐った部分ががんだとすると、この腐った部分を取り残さないように切り取ることを根治というのです。

昔はがんを取り除くのに、りんごのなかの腐った部分だけでなく、りんごの皮しか残らないよう、周りの多くの実もたくさん切り取っていました。

膵臓がんの手術でいえば、次のようになります。

昔は、膵臓にできたがんを切除するだけではなく、その周囲にある胃や大腸、多くのリンパ節や神経、血管なども一緒に切り取っていました。なぜなら、がん細胞が周辺の臓器や組織に広がっている可能性があり、患部の周りを広く切除することで、がんの再発や転移を防げると思っていたからです。

ところが、がんの周辺の臓器や組織を必要以上に切除してしまうと、患者さんのQOLが著しく低下してしまいます。つまり、頻繁に下痢になってしまい、栄養障害を起こして体力がなくなったりしてしまう。これでは手術でがんを取り切ったとしても、日々の生活に支障を来《きた》してしまいます。

そこで、現在ではできるだけ周辺の臓器は残し（臓器の機能温存）、切除したほうがいい組織や臓器を含めたがんの塊をきれいに切除するやり方に変わってきています。

とはいっても、それができるかどうかは、外科医の腕が大いに試されるところです。なぜなら、りんごのなかの腐った部分を余《あま》さず上手に切除するのは、それなりにむずかしい手技だからです。

少しでも取り残しがあったら、がんが再発してしまう。かといって、がんの根治性を追求しすぎて、より広い範囲を切除すると、患者さんのＱＯＬが低下してしまう。そのへんの兼ね合いが非常にむずかしく、根治性とＱＯＬのバランスをどう取るかが、外科医の腕の見せどころなのです。

また、50〜60歳の患者さんと80歳の患者さんに対する手術はまったく同じではなく、それぞれにさじ加減、手加減を行っています。そういう微妙な加減ができる外科医は、どういう手術が最良か、常に患者さんのことを第一に考えています。

手術に関しても画一的なものばかりではなく、あらゆる方法について常に考えを巡らせています。手技についても多くのやり方を会得しているものなのです。

画一的な手技しか知らない外科医だと、がんだろうと別の病気だろうと、同じ手技になってしまいます。とくに膵臓がんの手術では、大きく切り取るより、神経を残して切るほうがむずかしく、解剖学的な知識をもとに適切な手技で手術をしないと、余計な出血を招いたり、手術後の傷の治りが遅くなったりするのです。

私の場合、手術が終わっても「うまくいった」と思うことはほとんどありません。

「あそこはこうしたほうがよかったかな」とか「もうちょっと違う手順でやったほうが

よかったんじゃないか」などと反省することばかりです。

こうやって手術をふり返り、少しずつでも進化し続けることが外科医には必要なのではないかと私は思っています。

手術時間は短いほうがいいのか？

手術には、解剖学的な知識の活用が大きく影響します。私は肝胆膵の専門医なので、膵臓を例にとると、膵臓の周囲には胆のう・胆管や胃・十二指腸、脾臓、大腸、腎臓、副腎などの重要な臓器があるだけでなく、内臓につながる血管が集まった門脈《もんみゃく》があり、肝臓や腸へ血液を運ぶ動脈や神経が張り巡らされています。

手術をするときに、そうした内臓や血管の構造がしっかりと頭に入っていなければ、的確に手技を行うことができないのです。

前にも触れたように、私たち消化器外科の医師は、基本として胃や大腸の手術について修練を積んだ後、大きく分けて「食道と胃（上部消化管）」か「大腸（下部消化管）」か「肝胆膵」のうち、いずれかの専門を選びます。

たとえば、胃がんや大腸がんが肝臓に転移している場合、肝臓の手術は「肝胆膵」の外科医が行うことがほとんどです。また、事前の検査では転移していることがわからず、手術でお腹を開けて初めて、肝臓や膵臓にがんが広がっていることがわかったときにも、「肝胆膵」の外科医が応援に駆けつけることがあります。

なぜなら、肝胆膵の手術に慣れていないと、起こさなくてもよかった合併症（検査や手術などが原因で起こる病気）を引き起こす危険性があるからです。

肝胆膵の手術の場合には、時間がかかることが少なくありません。患者さんの病状にもよりますが、肝胆膵のがんの手術だと、おおよそ5～6時間でしょうか。そのため、忍耐力のない医者は、だんだん集中力がなくなっていきます。あと少しだと思って気を抜くと、必要のない出血を起こしてしまったり、組織を傷つけてしまったりするのです。

手術では、スムーズに手技が進む部分もあれば、慎重にやらないといけない部分もあります。そこをきちんと見極め、慎重にやる部分では、根気強く手を動かす必要があるのです。

私のところには、他の病院から転院してくる患者さんも多くいますが、よく聞く言葉に、「医者から今回の膵臓がんの手術は10時間かかるといわれた」というものがあります。もちろん、それくらい難渋するケースもありますが、通常は時間がかかっても6〜7時間程度ですので、それは時間がかかりすぎです。

おそらく、手術中に考えている時間が長いのだと思います。「次はどうしよう」と考えていると、時間はどんどん経ってしまいます。これは慣れの問題でもありますが、あまり時間をかけすぎるのもどうかと思います。

ていねいにやる部分は時間をかけ、早く進められるところにはあまり時間をかけない。そうすることで、結果的に手術の時間は短縮されるのです。

また、早くても雑な手術をする医者は、あちこち出血させたりして修復するため、結果的に時間がかかります。あまりに時間がかかりすぎる場合は、腕のいい医者とはいえない可能性があります。

余談ですが、全身麻酔が普及していなかった時代は、腰椎《ようつい》麻酔という麻酔時間の短いものを使っていたため、外科医は手早く手術をする必要がありました。いま3時間くらいかかっている手術を昔の外科医がやれば、30分か1時間ぐらいでやってしまうのではないでしょうか。まさに名人芸といえるものでした。

しかし、いまは麻酔技術も進歩していますから、そんなに急いで手術をする必要はなくなっています。ていねいにやるところは時間をかけ、スムーズにできるところは時間をかけずにやる、それが腕がいいといえる外科医だと思います。

手術をしないほうがいいケースもある

外科医のなかにはチャレンジ精神が旺盛というか、手術が好きというか、そういう人がいて、手術ができるかどうか微妙な状態の患者さんでも、手術をしてしまうことがあります。

そうすると、うまくいけばいいのですが、悪いほうに傾くと、手術後の経過が芳しくなく、亡くなってしまうこともあるのです。

外科医は手術をするのが仕事のように思われていますが、何でもかんでも手術をすればいいというものではありません。手術によって、患者さんのがんが根治する可能性があると見込める場合に行うのです。これを手術の適応《てきおう》（手術する条件に当てはまること）といいます。適応がない手術の場合は、どんなに患者さんが手術を受けたいといっても、執刀することはまずありません。

なぜなら、がんがほかの臓器に転移したり、浸潤《しんじゅん》（がんが周りの組織や器官に広がっていくこと）したりしているなど広がりすぎていたら、手術だけでがんを根治することは不可能だからです。また体にメスを入れることで体力をなくし、かえって寿命を縮めてしまうこともあります。ですから、そういう場合は、抗がん剤や放射線などを使うことによって様子を見たほうがいいのです。

そして抗がん剤によってがんが小さくなり、摘出できるほどの大きさになった場合や、大きさは変わらないけれど腫瘍マーカー（血液や尿を検査して、がんに反応する特定の物質を調べるもの）が正常になった場合、そして他の臓器に転移も見つからない場合などに手術を再検討することになります。

現在のように効果的な抗がん剤が登場する前は、がんになったら手術をするしか方法がありませんでした。がんを切り取りさえすれば治ると、外科医も信じていたのです。

しかし、がんを取り除いても、がんが再発し、亡くなる人がたくさんいました。

このように抗がん剤がなかった頃の外科医は、チャレンジ精神旺盛に治療をしていた面もあります。手術後に亡くなったとしても、医者も家族も仕方がないと諦めていたのでしょう。

しかし、時代は変わりました。効果的な抗がん剤の開発や、放射線治療の技術の向上によって、手術によらなくても効果的な治療ができるようになったのです。

いま外科医には、がんの状態を正しく把握し、手術ができるかどうかの適応を判断することや、手術ではなく抗がん剤治療がいいのかどうかを、慎重に見極める判断力が求められるようになっています。手術をするにしても、いかに安全に、いかに確実に行うかを考えて、準備する必要があるのです。

チャレンジ精神と慎重さを両立できるか

外科医があまりに慎重になりすぎて、手術したほうがいいのに手術せず、様子を見ているうちに、がんが進行してしまうことがあります。がんが大きくなったり、広がりすぎると、手術の適応からはずれてしまうにもかかわらず、です。

とくに膵臓がんは、特有の自覚症状がない場合が多いので、発見が遅くなり、専門家でもがんを見逃してしまうことがあります。あるいは、がんを疑いながらも、はっきりした確信が持てないために、手術の時機を失してしまうこともままあるのです。

やたらと手術したがる外科医は慎重さに欠けますが、かといって慎重になりすぎても、手術のできる時機を逃してしまいます。つまり、外科医には「チャレンジ精神」と「慎重さ」の両方が必要なのです。

そのバランスのとり方は非常にむずかしいのですが、手術ができるかどうかが微妙なときは、患者さんやその家族にきちんと病状を説明し、いくつかの治療法を提示することがとても大切だと思います。

以前、私が担当した患者さんで、膵臓を全部摘出（全摘）した方がいます。はっきりとしたがんは見つかっていなかったのですが、その方のご兄弟が膵臓がんになり、家系的にも膵臓がんになるリスクが非常に高いというのが、全摘の理由でした。

その方は、いつ膵臓がんになるのかという恐怖にさいなまれ、「どうすればいいですか？　何か予防法はありませんか」と聞いてきました。そのとき、私は「現時点ではがんは見つかっていませんが、膵臓がんになる可能性は高いと思います。残念ながら、有効な予防法はなく、検査を定期的に繰り返していくのが一般的です。しかし、コンセンサスは得られていませんが、究極の予防法として膵臓を全摘すれば、膵臓がんになるリスクはなくなります」と説明しました。また、「仮に膵臓がなくなっても、膵液（膵臓から分泌される消化液）を補う薬を飲み、手間はかかりますが、インスリン（膵臓から分泌される血糖値を調節するホルモン）の注射を打てば、何でも食べられるし、社会復帰もできます」ともつけ加えました。

その患者さんは、別の病院の医者にも意見を求めたようですが、みな「膵臓を取るなんて無謀だ」「いままでのような生活ができなくなる」と反対したそうです。

そして結果的に、その方は「膵臓がんになるリスクが高いのなら、膵臓を全摘してもらおう」と決断されたのです。

実際に手術をして、摘出した膵臓を病理検査に回したところ、顕微鏡でしかわからないレベルのがんがいくつも見つかりました。手術をせず、様子を見ていたら、まちがいなく、その膵臓がんは進行していたことでしょう。結果的には、この患者さんの決断は正しかったのです。

退院後は食べたいものを食べ、毎週のようにゴルフを楽しんでいます。

このように、外科医にはチャレンジ精神も必要だし、慎重さも必要です。バランスよく案配することが、腕のいい医者には不可欠なのです。

腕のいい外科医は五感が鋭い

不思議に思われるかもしれませんが、腕のいい外科医には「五感が鋭い」という共通点があります。五感、つまり視覚、聴覚、嗅覚、味覚、触覚を研ぎ澄ますことが、外科医にとって大きな武器になるのです。

最近は内視鏡による手術の発達により、便利な手術器具が開発され、以前ほど職人的な技術は必要とされなくなりました。それでも、微妙な加減が必要とされる場面はたくさんあります。手術だけでなく、患者さんを診断するときも、五感を総動員して病状を見極めることが重要なのです。

五感が鋭いと、どういうメリットがあるのでしょうか。

一つには、手術中や手術後に何か起きたとき、「あれ、様子がおかしいぞ」と、異常に気づきやすいということが挙げられます。臓器の色や艶、器械の音や反応、器具の動き方や、手術後の傷の状態やにおいなどに注意を払い、その感覚を大事にして違和感の原因を探れば、大きな異変が起きる前に対応できるわけです。

たとえば、患者さんが廊下に倒れていたら、何か異変があったとだれでも気がつきます。しかし、倒れかかっているときに気づくことができれば、症状を悪化させることなく治療することができるのです。そういう医者であることが理想だと思います。

また、私が若い頃は、先輩の医者の手術を目で見て技術を盗んだものですが、そのときに先輩の手技を見て「メスが走りすぎている」と思ったことがあります。というのは、先輩の手技にていねいさの欠けた瞬間があり、予定より切りすぎたように見えたからです。

そこで、試しに「先生、メスが走りすぎちゃいましたね」と声をかけてみました。すると、「うるせえ。気にしていることをいいやがって……」という言葉が返ってきたのです。それで自分の感覚でとらえたものが正しかったのだと理解できました。そういう日々の体験が、五感を研ぎ澄ます訓練にもなっていたように思います。

実際に手術中、縫合《ほうごう》（縫い合わせること）するときに、糸をゆるめに結ぶほうがいいときもあれば、きつく結ぶほうがいいときもあります。そういう微妙なさじ加減を、五感をフルに使って習得することが重要なのです。

五感が鋭くなってくると、ちょっとした音の違いにも気がつくようになります。電気メスのちょっとした音の変化だけで、そのメスに不具合が生じていることがわかるのです。

また、膵臓がんの検査で画像を見るときも、五感をフルに活動させています。実は、異常を見つけるのには、正常な状態を知ることがとても大切なのです。

どういうことかというと、正常な状態の画像をたくさん見て目に焼きつけていると、ほんのわずかでも見慣れないものがあったときに、「あれ？」と気づきやすくなるのです。通勤途中にある木に花が1～2輪咲くと何となく景色が変わったように感じたり、草花の発する香りから季節の変化を感じるのと一緒です。その感覚を大事にして、よく目を凝らすと、そこにがんがあったりします。

いくら異常な組織の形を正確に覚えていても、実際には役に立たないことが多い。むしろ、どれだけ多くの正常な画像を見ているかが、がん発見の大きなポイントになるともいえるのです。

外科医には向き不向きがある

そばで見ていて「この先生、外科医にはあまり向かないかもしれないな」と思うことがあります。それは手術の手技が雑だったり、うまく傷口が縫えなかったり、点滴の針が上手に刺せなかったりしたときに感じます。練習してうまくなるならいいのですが、何度やってもダメなら、それは外科医には向かないということです。

性格的なこともあります。仕事に対する慎重さやていねいさに欠ける人は、意識して直そうと努力しても、うまくいかなかったりします。

2012年にノーベル生理学・医学賞を受賞した京都大学iPS細胞研究所所長の山中伸弥《やまなかしんや》教授は、もともとは整形外科医をめざしていました。子どもの頃から柔道をやっていて何度も骨折した経験があり、そのときにお世話になった整形外科医の印象が強く、自分も外科医になろうと思われたようです。

ところが、研修先の病院で、何度やっても手術がうまくいかなかったのです。うまい先生がやると20分で終わるところが、自分がやると2時間もかかってしまう。指導の先生からは「お前はジャマだ、ヤマナカじゃなくて、ジャマナカだ」といわれてしまう始末。「自分は外科医には向いていないんじゃないか」と思われた山中教授は、臨床医を諦め、大学院に入り直して研究の道に進んだのです。

このとき、山中教授が整形外科医にしがみついていたら、どうなっていたでしょう？ノーベル生理学・医学賞をもらうどころか、手術の下手な医者というレッテルを貼られていたかもしれません。

いくら外科医になることが子どもの頃からの念願だったとしても、明らかに向き不向きはあるのです。それは医学以外の道でもそうです。野球やサッカーが好きで一生懸命練習しても、みんながプロ野球選手やJリーガーになれるわけではありません。文章を書くのが好きだからといって、だれもが小説家になれるわけでもありません。人には適材適所があるのです。

幸いなことに、医者は他の診療科や研究・教育の道を選ぶことができます。外科医が向かないと感じる医者は、内科、精神科など手術のない診療科や研究・教育職に転向したほうが、本人にとっても患者さんにとっても幸せだといえるかもしれません。

手術は主治医が一人でするわけではない

手術というと執刀医だけが注目されますが、実際には何人もの医療従事者が関わっています。

肝胆膵の手術の場合は、手術のチームのなかに外科医が4〜5人はいます。そのなかで中心的に手術をする人を「執刀医」(術者《じゅつしゃ》)といい、第一助手が執刀医を手助けし、第二助手、第三助手がさらに2人をサポートするのです。

執刀医になる人は、消化器外科のなかで指導的な立場の人(指導医)だったり、あるいは、指導医や専門医をめざしている段階の人だったりします。後者の場合、指導医が第一助手に入り、手術がきちんと行われるよう手助けしたり、アドバイスをしたりします。

手術のなかでも、患部の剝離《はくり》（はがして取ること）や血管の縫合など、むずかしい部分は執刀医がやりますが、比較的簡単な部分は、第二助手や第三助手がそのときだけ交代してやることもあります。そうしないと、若手の外科医は経験を積むことができないからです。

そのためにも指導的立場にある人は、手術が問題なく行われているか、きちんとチェックする必要がありますから責任重大です。手術は患者を助ける医療行為ですが、若手を育成する教育の場でもあるのです。

ちなみに、「あまり慣れていない新米の外科医に手術をされるのはこわいな」と思う方がいるかもしれませんが、その心配はいりません。なぜなら、指導医が監視しているうえに、新米の外科医は神経を遣い、とても慎重に手術をやるからです。もし無理なようなら、指導医がすぐに交代します。

一番危ないのは、外科医が手術に慣れてきた頃です。それは車の運転でも同じだと思います。慣れてきたあたりで事故を起こしてしまう。手術でも指導医がいないときに、少し自信を持ってきた若い外科医が失敗することが多いように思います。「もう大丈夫だ」と気をゆるめたときが、一番危ないのです。

「手術の傷跡」と「外科医の腕」は無関係

たまに「お腹の傷跡がきれいなのは、手術がうまいからだ」と勘違いする患者さんがいらっしゃるようです。しかしながら表面の傷を縫ったのは執刀医ではなく、第二助手や第三助手などの若手の医師であったりします。その外科の状況にもよりますが、執刀医が表面の傷を縫うことは少ないと思います。訓練のためもあり、簡単な縫合は若手の医師に任せることが多いからです。

確かにお腹の表面の傷は、きれいに縫うか、雑に縫うかによって見た目が変わりますが、患者さんの体質にもよります。いくらきれいに縫合しても、アレルギー反応でケロイドみたいなミミズ腫れになることがあるのです。

お腹の傷がきれいで目立たないのに越したことはありませんが、外科医からいわせれば、重要なのはお腹の表面の傷跡の見た目ではなく、手術をした臓器や血管の状況や治り具合のほうなのです。

たとえば、消化器のなかでも、胃や腸の手術は若い外科医が執刀する機会も多いのですが、膵臓がんの手術には、それなりの修練が必要となります。膵臓の頭部を切除する手術の場合、膵臓と胃や腸をつなげる必要があり、かなり慎重な手技が求められるからです。そこをうまくやらないと、膵液がもれて、命に関わることにもなりかねません。

そのため、そういった重要な手技のところは、指導的な立場にある外科医がより目を光らせて監視したり、代わって執刀することもあるのです。

麻酔科医や看護師の力も大きい

手術チームには、外科医のほかに看護師がいます。最低でも2人は手術室にいて、執刀医にメスやハサミを渡したり、ガーゼや糸、針などを補充したり、出血量を計測したり、麻酔科医のサポートをしたりします。

外科医と同じで、看護師にも手際のいい人もいれば、もたつく人もいます。メスやハサミをスムーズに渡してもらうと手術もはかどりますが、頼んだ器具と違うものを渡されたり、棚に置いてある器具を取りに行くのに時間がかかると、手術のペースやリズムが乱されることもあります。

これは外科医にもいえることですが、いまやっていることを理解して先を読める看護師さんだと、手術も非常にやりやすくなります。

また、手術をするときには麻酔をしますが、それを行う麻酔科医はとても重要な役割を担っています。腕のいい麻酔科医は、麻酔の手技だけでなく、点滴の調整や加減もうまく、手術の進行を妨げることがありません。

しかし、麻酔科医にも腕のよしあしがあります。麻酔の点滴が多すぎると心臓の負担になり、心臓が弱い人だと心不全（心臓の働きが悪くなること）を起こす危険性もあるのです。反対に点滴が少なすぎると、脱水症状を起こしてしまいます。

滅多にないことですが、麻酔の管を、器具を使って気管に入れるときに、口のなかへの入れ方がうまくないと、歯を折ってしまうことがあります。また、気管ではなく食道に入れてしまうこともあり、そのまま気づかないでいると命に関わることもありますから、麻酔科医の責任はとても大きいのです。

手術中に出血が多いときには、麻酔科医が輸血をしてくれます。外科医が手術に夢中になり出血多量に気づかないときには、麻酔科医が「少し血がでています」と注意してくれることもあり、頼りになる助っ人です。一般的に手術するときには、最低でも2～3人の麻酔科医が関わっています。

そのほかに、医療機器を扱うメディカルエンジニアも大事なスタッフです。手術をするときには、麻酔器や心電図、電気メスなどの医療機器を使いますから、不具合があったときには、すぐに対応してもらわなければなりません。そのため、何かあればすぐに来てもらえるような態勢になっているのです。新しい医療機器の場合には、医療機器メーカーの方もサポートすることがあります。

このように手術には、さまざまな人たちが関わっています。これらの医療従事者が同じレベルの腕を持っていれば、無駄なことが少なく、手術がスムーズに終わり、手術時間の短縮にもつながります。

また、手術には直接関わってはいませんが、掃除をしてくれるスタッフも、チームの一員といえます。手術室にはバケツが置いてあって、手術で使った糸やガーゼなどを捨てるのですが、外科医のなかには床にポイポイ捨てる人もいます。そういうところにも気を遣い、掃除がしやすいように配慮しながら手術のできる外科医は、患者に対しても真摯に向き合えるのではないかと思います。

手術前のカンファレンスも重要

手術をする前にはカンファレンス（症例検討会）を行います。これは手術をする患者さんの症例について、消化器外科医だけでなく、消化器内科医や放射線診断医などが出席して議論をする場です。それ以外に、看護師や薬剤師、理学療法士や医療ソーシャルワーカーなど、患者さんに関わる各部署の代表者も出席します。

どうして、カンファレンスに理学療法士や医療ソーシャルワーカーの代表者が出席するのか、不思議に思われるかもしれません。

理学療法士がカンファレンスに参加するのは、手術した患者さんによってはずっと横になっているため筋力が低下したり、呼吸が浅くて痰《たん》がからまって肺炎になってしまう場合があり、その予防のため、患者さんが手術を受ける前から、深く息を吸ったり吐いたりする呼吸法を教えたり、スクワットなど筋力アップのためのトレーニングを行ったりする必要があるからです。

また、ソーシャルワーカーがカンファレンスに出席するのは、患者さんによっては一人暮らしで手術後の生活に支障がでることがあり、そうした場合には社会的支援の必要性があるからです。カンファレンスに出席する以外に、医療ソーシャルワーカーと担当医や家族が相談して、手術がふさわしいか、手術後の対策などについて検討することもあります。しかし、これらはマンパワーの関係もあり、病院によっては、そこまでサポートしていないところもあります。

カンファレンスでは、手術をすべきかどうかの適応性や手術の方法などについても話し合われます。その結果、「この症例で手術は無理じゃないか」とか、「別の治療法にしたほうがいい」といった意見がでることもあり、それによっては治療方法が変更されることもあります。

大学病院だと手術する数も多く、カンファレンスも短時間でこなさなければなりません。そのため問題のない症例であれば、時間をかけずにどんどん進めていきます。

カンファレンスは週に1回は行われますが、それ以外にも個別に電子カルテを見ながら話し合ったりします。

また、手術予定の患者さんのなかには、がん以外の臓器にさまざまなリスクのある方もいます。とくに心臓、肺、脳、腎臓などに障害がある場合には、それぞれに関係する専門医や麻酔科医と情報を共有し、十分に検討してから手術に臨みます。

そもそも、なぜがんができるのか

次章から、がんについてのお話も多くなりますので、ここでがんについて説明したいと思います。

いまや国民の2人に1人はがんになり、3人に1人が亡くなる時代。なぜ、こんなにもがんが増えたのかといえば、それは日本が超高齢社会に突入したからです。

そもそも、なぜ、がんができるのかといえば、細胞が分裂して新しい細胞に生まれ変わるとき、たまに遺伝子のコピーミスが起こるからです。

人間は60兆個もの細胞でできていますが、寿命が尽きた細胞は死に、それに代わって新しい細胞が生まれます。たとえば、皮膚からはがれ落ちた垢《あか》は、死んだ細胞のなれの果てです。細胞が死んでも皮膚が正常に保たれているのは、新しい細胞ができているからです。

この細胞分裂が円滑に行われているからこそ、シワやシミが増えこそすれ、見た目は変わることなく、何十年と生き続けられるのです。

この細胞分裂が起きるとき、細胞に組み込まれている遺伝子が正しくコピーされればいいのですが、何らかの原因で遺伝子が傷つき、まちがってコピーされることがあります。それが、がん細胞なのです。

しかし、人間の体はうまくできていて、そうしたがん細胞を見つけて、退治する機能があります。このような働きをする細胞を「免疫細胞」といいます。

また、まちがった遺伝子を修復したり、それ以上増えないように取り除いたりして正常な状態を保つ機能も備わっているのです。

それなら、どうしてがんができるのか？　そこが極めて残念なところなのですが、免疫細胞が、たまに、がん細胞を取りこぼしてしまうことがあるのです。いくら監視の網の目を細かくしても、スルリと抜けでてしまう。それは防ぎようのないことなのです。

また、がん細胞を元気づける遺伝子が活発化したり、がんを抑える遺伝子が鈍ったり、あるいは遺伝子を修復する働きがうまくいかないこともあります。

こうして監視の目を逃れたがん細胞は、何年もかけて増え続け、塊となっていきます。これが「悪性腫瘍《しゅよう》」といわれるもので、命に関わることになります。

一般的には、長生きすればするほど、がん細胞の取りこぼしや遺伝子異常の発生する確率が高くなり、がんになる可能性が高くなるわけです。

国民の2人に1人ががんになるといっても、急激にがんが増えているわけではないのです。超高齢社会の落とし子といってもいいでしょう。

発展途上国など平均寿命が短い国では、日本ほどがんの発生率は高くありません。がんになる前に、別の理由で亡くなってしまうからです。

もちろん、若くしてがんになる人もいますから、必ずしも長寿だけが原因ではありませんが、がんにならないようにする特効薬があるわけではありません。タバコを日に何十本と吸っていても肺がんにならない人もいれば、日頃から健康に留意し、摂生している人ががんになることもあります。

それでも規則正しい生活やバランスの取れた食事が、健康を維持するのに大切なことはいうまでもありません。がんを必要以上におそれることなく、正しい情報を得るようにしてほしいと思います。

がん細胞には親玉がいる

近年、がん細胞には、子分に指令をだす親玉のようなものがいることが示唆されています。それが「がん幹《かん》細胞」と呼ばれるもので、がん細胞を増やすだけでなく、再発や転移にも関係しているのではないかといわれています。

実際に、がん幹細胞を研究した動物実験があります。それは実験動物にがん細胞を植えつけて、経過を観察するというものです。その結果、がん細胞だけでは増殖しないのに、がん幹細胞を植えつけると、途端にがんが増殖し、大きくなることがわかったのです。

がん幹細胞のメカニズムについては、まだ十分には解明されていませんが、がん細胞の発生にも関係しているのではないかといわれています。

また、手術をして、がんの塊を取っても、がん細胞自体は血液やリンパ液のなかにたくさん残っていることがわかっています。それが元の臓器の周辺で再発したり、別の臓器に転移したりするのですが、そこにがん幹細胞が関与している可能性もあります。

私の患者さんのなかにも、同じようなステージ（がんの進行度）の膵臓がんで手術をしたのに、短命で亡くなる人もいれば、再発せず長生きする人もいます。なぜ、そんな違いが生じるのか、私にはわかりません。おそらく、がん幹細胞が何かのきっかけで活発になるか、おとなしくしているか、の違いではないかと思います。

ちなみに「再発」とは、手術などの治療によってがんの塊がいったんなくなった後に、元の臓器の周辺や他の臓器に、再び目に見える形でがんが発生してくることをいいます。

似たような表現に「転移」というのがありますが、転移とは、がんの広がり方の一つのパターンで、がん細胞が血液やリンパ液に運ばれて、元のがんの発生部位から離れた部位や臓器・組織にがんができることをいいます。膵臓がんでたとえますと、診断されたときから肝臓に転移している場合（肝転移を伴う膵臓がん）もあれば、手術後の再発として肝臓に転移する場合（肝転移再発）もあります。

最初にできるがんは比較的ゆっくり成長し、小さいといわれる1センチくらいの大きさになるまでに10〜20年かかるといわれています。

しかし、再発した場合は、すでに悪性度が高くなっているために、大きくなるスピードも早く、最初の手術から1〜2年で発見されることが多いというのが実情です。

かつて5年経過しても再発がない場合は、事実上、治癒したと見なされていましたが、がんが治癒したかどうかの判断はむずかしく、「5年生存率」や「10年生存率」といったものは、あくまでがんの治療後の経過を示す目安として使われているにすぎません。

がんと診断されたら?

よく患者さんが「突然がんだといわれて、すごくショックだった」といいます。それを聞くと不思議に思います。がんの告知をするのに、突然でないことはないからです。どんなに患者さんのショックをやわらげようと思っても、突然の告知になることは避けようがないのです。

以前は、本人に告知することに抵抗のあるご家族が多く、医師も告知することに慎重だった時代がありました。しかし、いまは告知するのが当たり前になっています。そうしないと、手術は何とか乗り切れても、抗がん剤治療などを円滑にできなくなるし、病名を隠しているご家族の精神的負担も大きく、また、何よりも患者さん自身が自分の人生を選ぶことができなくなるからです。

患者さんによっては、手術そのものを受けたくない人もいれば、どんな治療も前向きに受けたいと考える人もいます。

本人が可哀想だから告知をしたくないというご家族もいらっしゃいますが、告知しないほうがもっと可哀想だと思います。告知されないことは患者さんにとっても得策ではなく、担当する医者にとっても歯がゆいことなのです。

たとえば、告知のショックをやわらげようとして「がんの疑いがあります」といったとします。すると、人間というのは自分にとって都合のいいように解釈しますから、「がんじゃない可能性もあるんだ」と受け取ってしまうのです。

そうなると、次の治療の話へ進めなくなってしまう。これは医者として困る事態です。患者さんがショックであろうと、医者としては事実を伝えるしか道はないのです（たとえ、ひどい医者だといわれても)。

もちろん、がんだといわれてショックを受けない人はいません。それは当然です。受け入れるまでには、それなりの時間がかかるでしょう。ただ、私の経験では、早く自分の病気を受け入れ、治療に取り組む人は、いい結果を得られやすいように思います。

いつまでも「どうして私ががんになったんだろう」「健康に気をつけて生きてきたのに」と、くよくよ悩んでいると、いくら治療しても不思議と効果が現れてこないものなのです。

どこかで気持ちを切り替えて、前向きに治療に取り組んでほしい。それが外科医としての私の願いでもあります。

第二章

腕のいい、悪いは何で決まるのか

手術は「事前の準備」で決まる

手術の上手な外科医には、共通していることがあります。それは手術前の準備に時間をかけるということです。

何をするかというと、たとえば手術をする患者さんのCT検査などの画像をチェックし、切除する臓器に関連する血管の状態を詳しく把握することも、その一つです。血管がどのように臓器に絡み合っているのか、そういったことをよく見ておくわけです。

たとえば、自分の手の甲を見ると、血管が通っているのがわかりますが、その構造は人によって異なります。それと同じように、体内の血管の状態も患者さんによって違うのです。

手術をする部位の血管の構造がどうなっているかを把握しておけば、手術中に誤って大事な血管を傷つけることを防げます。特殊な血管の構造をしている人の場合は、どういうふうに手術を行うか、頭のなかで組み立てるのです。その方法は一つではなく、いくつかのパターンを想定します。

また、手術中に起こるかもしれない事態についても、具体的に想定しておきます。実際にお腹を開けてみたら、がんが予想以上に広がっていたという場合もあるので、そのときはどうするか？ そんなふうに、どんな状況にも対応できるように、いくつもの手立てを頭に入れておくのです。

そうすれば、手術中の予期せぬ事態にも慌てることはありません。ほとんどの場合、事前に想定したなかの1つか2つが起こるだけなのです。

第一章でもお話ししましたが、腕のいい外科医は、臨機応変に対応できる引きだしをたくさん持っています。それは、事前の準備を怠らずに手術を行うことで、自然と身についてくるものです。

若い頃のことですが、手術が始まる直前に、私は執刀医である先輩の先生に叱られたことがあります。

それは、麻酔科医が患者さんに麻酔をしたときのことです。麻酔をかける過程で患者さんの胃に酸素が入ってしまい、少し張っていました。通常、鼻から胃のなかに入れた管で酸素を抜くのですが、その管がきちんと胃のなかに入っていなかったため、酸素が抜けきれていなかったのです。

胃が張ったままですと、手術がやりにくくなります。それなのに、それに気づかずに、私たちは手術室で先輩の先生を待っていました。

しばらくして、手術室に入ってきた先生が患者さんのお腹を見るなり、

「お前たち、何をやっているんだ！　ボケーッとしていないで、やるべきことをきちんとやれ！」

と激怒したのです。

この経験から、手術の前の準備がいかに大切か、身をもって知ることになりました。

外科医の仕事というと、手術のやり方とか、メスの扱い方とか、そういうことに目が向きがちですが、実際は、手術の前の準備や手術後の患者さんのケアが、とても大事なのです。

腕のいい外科医に「想定外」はない

前述したように、手術前の準備を怠らず、手術中に何が起こっても対応できるのが、

腕のいい外科医といえます。

ところが、それができていない外科医は、手術中に切らなくてもいい血管を切ってしまったり、組織を傷つけてしまうなど、しなくてもよい余計なことをしてしまうと、パニックに陥ってしまいます。これは、手術中にこういったことが起こるかもしれないという想定が、あらかじめできていないためです。

手術前に準備をしていれば、たとえ血管を傷つけても、動じることはありません。それも想定内の一つだからです。すぐに血管を修復し、予定通りに手術を行えば、問題が生じることはないのです。

昔、名医ともいうべき外科医の手術に立ち会ったとき、その先生が切らなくてもいい血管を切ってしまったことがありました。おそらく、切ってもいい血管だと勘違いしてしまったのでしょう。まさに「猿も木から落ちる」という出来事を目の当たりにしたのでした。

もちろん、すぐにパパッと血管を縫い合わせました。そういうミスも、想定内の一つといえるかもしれません。経験豊富な外科医は、どんなときでも慌てず、騒がず、すぐに修復できるものなのです。

出血量からも「腕のよしあし」がわかる

大きな手術をすると、ものすごく出血するのではないかと思われるかもしれませんが、そんなことはありません。できるだけ血管を傷つけないように、手術を進めるからです。そうはいっても、お腹を切れば、ある程度の出血はあります。

手術中は、随時、出血量を測りますが、それには傷口をぬぐったガーゼや、血液を吸引する器械を使って計測します。膵臓の手術の場合は、血液だけでなく、腹水も多く含まれますから、そういったものも合わせて出血量となります。

患者さんの体の負担を考えると、出血量は少ないに越したことはありません。

それに加えて、外科医が出血量を気にするのには、別の理由もあります。出血量が多くなると、輸血をしなければならないからです。輸血をすると、患者さんによっては拒絶反応などが起こることもあるので、できるだけ輸血はしないほうがいいのです。

膵臓がんの場合、輸血をしなかった人より、ある程度の輸血をした人のほうが再発する率が高かった、というデータもあります。

そうはいっても、膵炎や胆管炎を伴い、がん周囲の炎症が強い場合や、抗がん剤や放射線の治療後の影響が残っている場合は、組織を剝がしていくと、出血量も多くなります。また、もともと貧血のある人や、がんの影響で貧血気味の人などでは、手術中の血圧や脈拍を適正値に維持するために、輸血をせざるを得ないことがあります。

しかし、輸血は極力、避けるというのが外科医の鉄則なのです。

ですから、出血量が少なく、輸血をあまり必要としない外科医は、腕のいい医者だともいえるのです。

「技に溺れるな」

私には師匠ともいうべき外科医の先生がいますが、その方から自戒の言葉をもらったことがあります。それは「技《わざ》に溺れるな」というものです。

「弘法《こうぼう》にも筆の誤り」という言葉とも似ていますが、手術の腕を磨いて、さまざまな手術の方法を知っているがゆえに、かえって失敗することを意味しています。

たとえば、患者さんによかれと思って行った術式（手術の方法）が、意に反して合併症を引き起こしてしまうこともあります。ごく一般的な術式でやれば、問題がなかったのに、と悔やまれる手術もあるということです。

そういう意味では、腕の未熟な外科医は、多くの術式を知らないので、そんなことにはなりません。腕のいい外科医だからこそ、陥ってしまう落とし穴ともいえます。

どういうことかといいますと、一般的に膵臓の手術には、大きく3つの術式がありますが、それしか知らない外科医は、そのうちのどれかで手術を行います。

それに対して、いろいろな術式を知っている外科医は、患者さんの手術後の回復のことを考えて、膵臓周辺の臓器や膵臓そのものをできるだけ残そうとします。臓器の機能がより残ることになり、患者さんの栄養状態やＱＯＬがよくなることが期待されるからです。

しかし、ごくたまに、残した臓器がもとでトラブルが起きることがあります。もちろん、そうならないように慎重に手術を行うわけですが、それでもごくまれに、合併症などが起きることもあるのです。そうなると、むずかしい術式で臓器を残したことが、かえって仇《あだ》となってしまうわけです。

そうならないためには、どの術式がもっとも患者さんに適しているのか、よくよく吟味することが大切です。術式をたくさん知っていることは、大きなプラスになることではありますが、使い方をまちがえてはいけないのです。腕のいい外科医は、そのことを常に意識して手術を行っていると思います。

手術が下手だと合併症を起こしやすい

下手な外科医による手術は、簡単なものでも、きちんと補強すべきところが補強されていないことがあります。

たとえば、鼠径《そけい》ヘルニア（脱腸）は、鼠径部（太ももや足のつけね）に内臓の一部が飛びだして、腫れたようになる病気ですが、比較的簡単に手術で治ります。

ところが手術が下手だと、手術後しばらくすると、元に戻ってしまうのです。そうなると、同じ手術をもう一度やらなければなりません。命に関わる手術ではないにしても、患者さんにとっては迷惑な話です。

第一章で取り上げた、お腹の表面の傷の縫い合わせでも、手技が下手だと、傷口が凸《おう》凹《とつ》になったり、じくじくして治りが遅かったりします。

手を抜かずに上手にやる医者は、若手であっても、傷口の凸凹を工夫して合わせるようにします。ほんの少し手間をかければ、だれでもできることなのです。そうすれば、傷口がきれいに平らになります。

ごくまれに、お腹の表面の傷口の糸がほどけてしまうこともあります。これも手技の下手な証拠です。

昔、手術後にＩＣＵ（集中治療室）に様子を見に行ったときに、患者さんのお腹の表面の傷口が開いていることがありました。患者さんが麻酔から覚めた直後でまだうつらうつらしていたので、局所麻酔で表面の傷口を縫合し直し、事なきを得ましたが、最初に手を抜かずにきちんと縫合していれば起こらなかったことです。

下手な医者による雑な縫合は命取りになりかねません。いくら体内の臓器の手技が予定通りにいっても、表面の傷が原因で合併症を起こしてしまったら元も子もありません。

また、腕のいい外科医は、合併症を起こす率が低く、患者さんの回復も早くなりますが、立場上、むずかしい手術のなかでも難度の高い手術を手がけることが多くなるので、合併症を起こすことも少なくありません。

一方、経験の少ない若手の医師は、むずかしい手術のなかでも比較的、難度の低い手術を行うことが多いため、合併症の起きる率は腕のいい外科医と変わらなくなります。

つまり、外科チーム全体ではどの外科医が手術しても合併症の率に違いがでなくなりますが、それはだれにどの患者さんの手術をさせるかなど指導医が配慮して決めているからなのです。

合併症が命取りになることも

私は外科医ですが、手術だけやっているわけではありません。膵臓がんの場合は、手術に加えて、抗がん剤治療を併用することも多く、手術後や手術の可能性が残されているような場合には、どのように薬を投与するかを決めるのも仕事の一つです。

がんが周囲に広がりすぎている場合は、先に抗がん剤治療や放射線治療を行い、がんが少しでも小さくなってから手術をします。一方、がんが広がりすぎず、転移もなくてすぐに手術ができる（要は手術の適応にあてはまる）場合は、先に手術をし、再発予防として抗がん剤治療を行います。しかしながら、手術で合併症が起きると、その治療をしなければなりませんから、抗がん剤治療にすぐには移れません。ですから、合併症を引き起こさないことがとても重要になるのです。

膵臓がんは、他のがんに比べて悪性度が高いので、がんを切り取り、体力が回復したら、速やかに抗がん剤治療を行う必要があります。もたもたしていると、手術後の抗がん剤治療の前に、がんが再発してしまうこともあるからです。

以前、私のところに、セカンドオピニオンでいらした患者さんは、他の病院で膵臓がんの手術をした後、（本当だったら防げたであろう）合併症になって、その治療に数カ月も費やしてしまっていました。そして、ようやく退院できる頃にはがんが再発し、体調も悪化していたのです。

当初の予定では、手術をして体力が回復したら、いったん退院し、その後、抗がん剤治療を受けるはずでした。ところが合併症を起こしてしまったために、抗がん剤治療を受けるチャンスをなくしてしまったのです。

たとえ、抗がん剤治療が受けられても、がんの再発は避けられなかったのかもしれません。しかし、やれることをやって再発したのなら、本人やご家族も納得できるでしょうが、そうでなければ悔いが残ってしまいます。

膵臓がんの場合、再発してしまうと、2度目の手術は技術的には可能でも、治療効果を発揮する可能性は低いといえます。なぜなら、再発するということは、手術した部位の周囲の組織や他の臓器にがんが広がっている可能性が高く、手術をすることでがんをまき散らしてしまうこともあるからです。

セカンドオピニオンを求めて来られた前述のご家族には、「残念ですが、手術では合併症が起こることもあります。いまの体調では、もうがんに対する治療の術《すべ》はなく、体の苦痛をやわらげる緩和治療が中心になります」というしかありませんでした。

合併症は、どんな名医が手術をしたとしても、起こりうる可能性がありますが、なかには、どう見ても防げるであろう合併症が起きている患者さんもいらっしゃいます。

やはり腕のいい医者のほうが、合併症を起こす率は少ないのです。

ですから外科医は、手術をするにあたって、できるだけ合併症を起こさないように、細心の注意を払う必要があるのです。

患部を大きく切り取る外科医には要注意

昔は、手術をするときに、がんそのものを切り取るだけでなく、その周辺の臓器やリンパ節、神経組織なども一緒にたくさん切除していたことは前述しました。そのほうが再発しないと思われていたからです。

たとえば、乳がんの手術では、乳房だけでなく、胸の筋肉や周辺のリンパ節まで根こそぎ切り取っていました。昔は、それが標準の手術法だったのです。

ところが、乳がんの進行状況によっては、乳房から筋肉やリンパ節まで大きく切り取る手術をしても、乳房だけ切り取る手術をしても、「どちらの場合も生存率は変わらない」ということが徐々にわかってきたのです。

そのため現在では、リンパ節にがんの転移が見られない場合には、乳房を温存する手術が行われています。

それは他のがんの手術でも同じで、現在では、切除する必要のあるリンパ節だけを取り、できるだけ臓器は残すなど、患者さんのＱＯＬを高めるやり方が主流になっています。

ところが外科医のなかには、いまだに広く大きく切り取る手術を行う医師がいるのです。それが、がんを治療する唯一の方法だと信じていたり、手術の醍醐味を味わいたいのかもしれません。

確かに、がんに対して有効な抗がん剤が少なかった時代は、手術でがんを取り除く以外に治療法はありませんでした。

しかし、いまでは、さまざまな抗がん剤が開発されています。手術に加えて、抗がん剤治療を併用することで、大きな成果を上げているのです。

いまだに大きく切り取る手術をやりたがる外科医は、患者さんのことより、自分の腕を試したいという気持ちのほうが強いのかもしれません。

患部を不必要に大きく切り取るのは、治療効果が期待できないばかりか、患者さんのＱＯＬを下げてしまうだけであり、百害あって一利なし、なのです。

手術時間が長すぎる外科医は無駄が多い

腕のいい医者は、手術の手技に無駄がありません。ていねいに時間をかける部分と、スピードを上げる部分をきちんと見極めているからです。

ところが、手術の経験が不十分だったり、先輩から教わることが少なかった外科医は、無駄な手技が多いように思います。そのため、どうしても手術の時間が長くなってしまうのです。

実際、手術を見学にやって来た医師のなかには、手術後に「これまで必要のない手技をやっていたことに気づきました。うちの病院は無駄な手技が多いように思います」といってくる人もいます。おそらく、その先生の所属する病院では、手技について話し合う機会がなかったのでしょう。不必要な手技が修正されることなく、昔からのやり方が先輩から後輩へと踏襲されてきたのだと思います。

物事には変化したり、進化したりすることが多々ありますが、手術の仕方についても同じです。昔、先輩から教わった手技のなかには、絶対に必要な部分もあれば、そぎ落としていっていい部分もあるのです。

自分の頭のなかで、「もう少し、こうしたほうがいいんじゃないか」と考えて、手技を改良する部分があってもいいのです。

ただ、そうはいっても、それが正しいかどうか、判断がつきかねることも多いと思います。そういう意味で、他施設の外科医との交流や、先輩、後輩間のやり取りはとても大切なのです。お互いに情報交換ができれば、手術の腕もさらに向上していくからです。

手術時間は短ければいい、というものではありませんが、あまりに長いのはどうかと思います。

外科医の腕は手術後のケアにも現れる

内臓を切るような大きな手術をするときは、患者さんに全身麻酔をします。全身麻酔には、患者さんの気管に細い管を入れて麻酔ガスを吸わせる吸入麻酔と、患者さんの静脈に麻酔薬を点滴して眠らせる静脈麻酔の２つの方法があります。

全身麻酔をするのは麻酔科医ですが、麻酔科医の仕事はそれだけではありません。患者さんを麻酔で眠らせると、息を吸ったり吐いたりする機能も止まってしまうため、患者さんは自分で呼吸ができなくなります。そこで、口のなかから気道に人工呼吸器の管を挿入し、肺に酸素を送りますが、その際、機械がきちんと作動しているか、常時、チェックする必要があります。

全身麻酔中は、麻酔薬を常に投与しているので、途中で目が覚めることも、痛みを感じることもありません。

手術が終わると、少しずつ麻酔薬を減らしていき、自分で呼吸ができるようにします。手術後に、麻酔科医や看護師が「○○さ〜ん、目を開けてください」と声をかけるのは、患者さんの意識が戻っているか、確かめるためです。意識がはっきりしないうちに人工呼吸器を外してしまうと、患者さんは自分で呼吸できないわけですから、窒息してしまう危険があるのです。

患者さんが自分で呼吸をしていないのに、それに気づかずにいると、脳に酸素が回らず、「低酸素脳症」になってしまいます。脳に酸素が供給されなくなると、脳に障害を起こしてしまうので、呼吸器を外すタイミングは非常に重要なのです。

たとえ呼吸器を外すのは麻酔科医の仕事だとしても、外科医には手術全体における責任があります。そのため、手術後もICUや病室に立ち寄り、患者さんの様子をチェックし続けるのです。

また外科医は、麻酔の問題がなくても、手術後に合併症を起こしていないか、チェックする必要があります。

たとえば内臓の手術では、体内にドレーンという管を通し、手術中に流れでた血液や腹水などの体液を体外に排出しています。もし出血の量が多かったり、色や量が変化してくれば、何か合併症が起きている可能性がありますから、迅速に原因を調べ、処置をしなければなりません。

このように、外科医は「手術をすれば、それで終わり」というわけにはいきません。手術後のケアまで徹底して行う外科医こそ腕のいい医者といえるのです。

検査画像を自分で見ない外科医は避けるべき

膵臓がんが疑われる患者さんについては、CT検査やMRI検査をして、がんがあるかどうかを診断しますが、それらの画像を専門に診る医師を放射線診断医といいます。

放射線診断医は、がんの有無や広がりについてコメントを書き、画像写真を添付したレポートを主治医に提出します。そのレポートを参考に、外科医はがんかどうかの診断をしますが、腕のいい外科医は、放射線診断医のコメントを鵜呑みにはしません。

なぜなら、検査機器の性能や放射線技師の熱意によって、出来上がりの画像の質が左右されることがあるからです。機器の性能が悪い場合は仕方ありませんが、機器の性能がよくても、放射線技師が通り一遍に処理した場合と、少し手をかけて処理した場合では、画像のわかりやすさが違ってくるのです。

また、放射線診断医にも腕のよしあしがあり、あまり得意ではない臓器の画像を診断することもあります。そうすると、がんを見逃したり、見立てが甘くなったりする可能性もあり得ます。

そのため外科医は、必ず自分の目で画像を確かめ、がんの有無や広がりをチェックする必要があるのです。もし自分の診断が放射線診断医のものと違っていたら、相手に問い合わせて意見交換をすることもあります。

しかし、外科医のなかには、自分の目で確かめることをせず、(仮に確かめたとしても）放射線診断医のコメントに沿った診断をする人もいます。

私のところには、他の病院から紹介状をもらって転院してくる患者さんが多くいますが、その資料を見ると、画像診断が甘いケースが少なくありません。つまり、毎年人間ドックや検診を受けていた患者さんで、何年も前からがんの前段階の病変があったのに軽視され、手術ができないほどがんが大きくなってから、初めて「がん」と診断される方がいるのです。

そういう患者さんのなかには、前の病院から「膵臓がんですが、初期の段階なので、すぐに手術ができます」といわれて、私のところにやって来る方も少なくありません。

ところが実際には、がんがかなり進行していて、手術ができない状態なのです。どうして、元の主治医が「手術ができる」と診断したのか、私にはわかりかねます。患者さんにショックを与えないために、そういったのかもしれませんが、私としては「残念ながら、がんが大きくなりすぎていて、すぐには手術できません」とお話しするしかないのです。すると患者さんは目を白黒させて驚かれ、落胆してしまいます。

自分の目で画像を確かめず、放射線診断医のコメントを鵜呑みにして診断する外科医は、本気で患者さんと向き合おうとはしていないのかもしれません。

腕のいい外科医は、必ず自分の目で画像を確かめます。それができて、初めて本物の外科医といえるのです。

手術の数を増やしたい外科医もいる

私は幸運にも、これまで多くの手術を経験することができましたが、なかには病院の立地条件などの関係で患者数が少なく、手術をする機会に恵まれない外科医もいます。

そうすると、がんが広がりすぎて、手術をしても改善が見込めないような患者さんの場合でも、無理をして手術をしてしまうことがあるのです。

なぜなら、外科医には手術を多くこなし、経験を積みたいという思いが少なからずあるからです。なかには、手術の症例数を増やすことで、自分の名を上げたいと願う医師もいるかもしれません。あるいは、病院の方針として手術の症例数を増やすよう、要請を受けている可能性もあります。

しかし、無理に手術をすれば、合併症を起こす危険性がでてきます。手術をしたことが原因で、死期を早めてしまうことにもなりかねません。

一方、手術をするには時期尚早なのに、手術に踏み切る外科医もいます。まだ良性の腫瘍でがん化しておらず、経過観察するだけでいいのに、早々に手術をしてしまうわけです。

手術をすることは、患者さんの体にとって大きな負担になります。時機を見て、慎重に手術をするべきです。その判断を誤ると、手術をしなかったほうがよかったのに、という事態にもなりかねないのです。

実は、患者さん本人やご家族にも、「がんは手術をすれば治る」と思っている方が多く、手術をしたがる外科医の方針をすんなり受け入れてしまう傾向があります。

しかし、がんがどういう状態にあるのか、よく説明を聞いたほうがいいと思います。

手術を受けるにしても、医師の話をよく理解したうえで決断をするべきです。少しでも疑問があるようなら、別の病院でセカンドオピニオンを聞くというのも、一つの方法だと思います。

治療法を医者任せにしてはいけない

患者さんに対して誠実であること。それは、私が常日頃から胸に刻んでいることです。あくまでも治療の主体は患者さんなのです。医者はその手助けをするだけ。でしゃばってはいけないと思っています。

治療方針を説明するときにも、医者が治療法を誘導することがあってはならないと思っています。

たとえば、手術と抗がん剤の2つの治療法があるとき、手術をしたがる医者は、「治したいと思うなら手術をしたほうがいいですよ」といってしまいがちです。

しかし、患者さんのなかには、体にメスを入れることに抵抗感のある人もいます。患者さんが「手術するのはいやだなあ」と思っているのに、無理やり手術をすすめるのは、医者のおごりでしかありません。

患者さんは、医者に「手術をしないと長生きできませんよ」と聞かされたら、いやでも手術を受けるでしょう。その結果、合併症が起きて入院が長引くということもあり得ます。そうなると、もともと手術に対して拒絶反応があった患者さんの場合、「手術したから、こうなった」と悲観的に考え、ますます治りが遅くなることもあるのです。

また、抗がん剤治療についても、「吐き気で苦しんだり、髪の毛が抜けたりする」というイメージが強く、抗がん剤治療をいやがる患者さんもいます。

不思議なことですが、抗がん剤治療に抵抗がある人に、抗がん剤を投与しても、効果がまったくでないことが時々あります。ほんの少し副作用がでただけで、気持ちが落込んでしまい、効果のあるはずの抗がん剤であっても、目に見えた成果が現れてこないのでしょう。

つまり、患者さんの治療に対する気持ちが、治療効果に少なからず影響を与えるということです。

あくまでも治療法を選ぶのは、患者さん本人です。もちろん、その時点でもっともいいと思われる治療法があれば、主治医としておすすめしますが、決して無理強いはしません。患者さんが納得して治療法を選べるように常に心がけています。

もし、同じような効果が見込まれる2つの治療法がある場合には、それらのメリット、デメリットについて詳しく説明したうえで、「どちらがいいですか？」と聞くのが、誠実な医者のやり方だと思います。

そうしないと、その患者さんの考えや生活スタイルに配慮した治療法を選ぶことができないからです。「自分じゃ決められないよ」「患者に任せるなんて無責任だ」などと思われる方もいらっしゃいますが、治療を受けるのはあくまでも患者さんご自身であり、仮に百パーセント治る治療法があっても、ご自身の信念や生活環境から、それを選択しないという権利も患者さんにはあります。

医者にできるのは、病気に関するさまざまなデータの提供と、一生懸命検査したり治療したりすることです。治療結果を保証できるわけではありません。そういう意味でも、十分な説明を受けたうえで、悔いの残らない治療法を選んでほしいと思います。

「心」がない医者は手術もいい加減

前述の「誠実さのない医者」の話にも通じることですが、患者さんのことを親身に考えていない医者は、それが言動にも表れるものです。

たとえば、手術の説明をする際、「ここをこう切って、こんなふうに縫ったら、終わり。すぐに退院できますよ」と、ほんの10分程度で終わってしまう医者がいるのです。大きな手術の場合、信頼の置ける外科医なら、少なくとも手術の説明に1時間くらいはかけます。

こういう誠実さに欠ける医者に出会ったら、別の病院を受診したほうがいいかもしれません。なぜなら、そういう外科医は、手術をするにしても、手技が雑だったり、手術後に合併症を起こしても「手術には合併症はつきものだから」と開き直ったりするからです。

患者さんの身になって治療を行っている外科医は、できるだけ合併症を起こさないよう、いろいろと工夫して手術をするものですが、そうでない外科医は、教科書に載っているような、画一的な手術を行うだけの場合もあるようです。

「心」のない医者は、話をしていると何となくわかるものです。「この先生、大丈夫かな？」と不安に感じるようなら、転院を考えたほうがいいと思います。

医者の肩書きと腕はイコールではない

外科医の役目は、手術をして患者さんの病気を治すことですが、なかには出世に血道を上げる医者もいます。

そういう医者は、患者さんを単なる研究対象としてしか見ていないケースも少なくありません。真剣に患者さんの病気と向き合っている医者は、「何とかして治してあげたい」という気持ちのほうが強く、手術前の準備に時間をかけたり、手術後は通常の回診だけでなく、時間があれば病室を訪れて体調を尋ねたり、担当の看護師と患者さんの状態について情報交換をしたりします。そのため、じっくり論文を書く時間などなくなるのです。もちろん、患者さんをきちんと診て、なおかつ論文もたくさん書く超人的な外科医もいらっしゃいますが、あくまでも例外です。

上司にあたる教授が現場をよく知っている人であれば、「論文の数は少なくても、患者さんをよく診ている」と評価してくれるでしょうが、そうでない上司の場合は、評価が低くなってしまいます。

上司に気に入られようと論文ばかり書いている医者は、患者さんに対しての目配りもおざなりになりがちです。それは患者さんにも伝わると思います。

また、大学病院では、教授回診といって部下の医者たちを引き連れて、病棟を回ることがありますが、患者さんの治療に熱心な教授は、週に1回の回診だけではなく、毎日のように病棟を回っています。そういう教授が上司だと、部下である医者たちも見習って、患者さんの様子を気にかけたりしますが、そうでない上司にあたってしまうと、患者さんの治療より論文を書くことに熱心になったりするのです。

腕のいい医者かどうかを見極めるのに、「教授」という肩書きだけで判断する患者さんがいますが、いまお話ししたような理由で、肩書きイコール、医者の腕ではありません。ですから、実際に受診をして、「この先生なら信頼できる」と思える医者に治療を任せたほうがいいと思います。

深刻な病気であればあるほどユーモアが必要

私が思うに、医者には、誠実さや勤勉さ、責任感などが必要ですが、忘れがちなのが、ユーモアです。

治療のむずかしい膵臓がんなどを扱う医者は、病気の説明をするときに、どうしても話が深刻になってしまいます。そうすると、重い空気をまとったまま、患者さんは帰っていくことになります。

病気自体は深刻な状態でも、少しでも笑顔になってもらいたいと、常日頃、私は思っています。笑うことは、明らかにがんにもよい影響を与えるからです。それなのに医者がずっと深刻な顔をしていたら、患者さんの気持ちはさらに暗くなってしまいます。

たとえば、抗がん剤治療を開始している患者さんの場合、副作用で髪の毛が抜けることがあります。そうすると、カツラをかぶってきたり、帽子をかぶってきたりすることがあるのですが、そういうとき、「よく似合っていますね」とか「いい帽子、買いましたね」といって、その場の空気をなごませるようにします。

もし女性の患者さんが「こんなに髪の毛が抜けてしまって……」と嘆いていたら、付き添いで同席している連れ合いの方を見ながら、「ご主人より髪の毛、ありますよ(笑)」と冗談をいいます。それだけでも、患者さんは笑顔になります。

どんな病気でも、気持ちで負けてしまったら、治るものも治らなくなります。どういう病状であっても、笑うことは非常に大切だと思うのです。

それで診察室では、あまりうまくもない冗談をいうことがあります（患者さんは迷惑していているかもしれませんが）。それは、帰るときに、少しでも肩の荷を下ろしてもらいたいと願っているからです。

大病院がいいとは限らない

がんになった患者さんが病院を選ぶときに、手術件数を基準にすることがあります。手術の件数が多ければ多いほど、がんの治療が得意だと思うからでしょう。

確かに、手術件数が少ない病院よりは、手術件数が多い病院のほうが経験豊富な外科医が多いということになります。

しかし、大病院のなかには、手術だけして、その後のケアをほとんどしないところもあります。ひどい場合には、手術後に合併症を起こしている患者さんを、次の手術予定の患者さんが入院してくるからと関連の病院に転院させることもあると聞きます。

また、そういう病院は、他の診療科との連携もうまく取れず、手術中や手術後に心臓や肺、脳などに異変を認めても対処できないのです。

しかも、退院した手術後の患者さんの体調がすぐれなくても、休日の場合は受けつけてくれなかったり、がんが再発したときも他の病院を紹介するだけのこともあるようです。

そういう病院では、手術後のケアをあまりしないので、入院期間も短く、当然、手術の件数はどんどん増えていきます。

こうした病院の外科医は、手術の腕は上がっても、合併症が起きたときの対処法を身につけることは困難です。合併症の処置ができない医者は、一人前の外科医とはいえないと思います。

いま、乳がんや胃がん、大腸がんなどは、肝胆膵のがんと比べると、腕のいい外科医が全国の病院で活躍しています。大病院の先生からはお叱りを受けそうですが、大病院だから安心とは思い込まず、腕のいい外科医のいる病院で手術は受けるべきというのが、私の意見です。

雑誌の名医ランキングはあてにならない

よく週刊誌などに「病院実績ランキング」といったものが掲載されることがあります。これは、出版社が各医療機関にアンケートを送り、病名や手術件数を自己申告してもらったり、病院の診療にかかった医療費を請求する機関に問い合わせて、病名や手術件数を割りだしたりして掲載していることが多いようです。

しかし、いずれの方法にしても、週刊誌などに掲載される手術件数は正確なものとはいえません。なぜなら、掲載されている数字が、各病院の先生方が学会や論文などで発表している数字とズレていることが少なくないからです。

私もたまに、こうした雑誌などを手にすることがありますが、「この病院で、こんなにたくさんの手術はしていないだろう」と思うような医療機関も実際にあるのです。

また、名医ランキングというのも、実態と異なることが少なくありません。

たとえば、がんの専門ではない外科医が、がんの名医として載っていたりします。

また、教授という肩書きがあったとしても、論文ばかり書いていて、実際の手術はあまりやっていない外科医もいます。さらに、お腹だけ開いて手術方針を決めたら、あとは助手に任せてしまう、というような外科医もいるのです。それでも、その先生が手術に参加していることは事実ですから、執刀医として名を連ねることもあるようです。

名医ランキングが実態と異なることがあるのは、知り合いの先生や仲のよい先生を、名医として紹介したがることも一因でしょう。

そもそも、手術件数だけでは、その病院のレベルを測ることはできません。地方の病院などは、都会に比べて患者の絶対数が少ないので、質の高い手術をしていても、件数が少なかったりするからです。

最近では、インターネットで検索して、優秀な外科医を探そうとする患者さんも増えていますが、これもまた、あまりあてになりません。

たとえば、肝胆膵の専門医の場合、実際には肝臓が専門分野なのに、膵臓の専門医として紹介されていることもあります。ずいぶん前に亡くなっている医師や引退した医師の古いデータが、そのまま残っていることもあります。

また、さまざまな外科系の学会で専門医という資格の医師が紹介されていますが、この資格の合格率は8〜9割です。資格申請の段階でさまざまな条件が設定されていて、あるレベル以上でないと受験できない仕組みになってはいますが、名前が掲載されているからといって、必ずしも腕がいいとはいえません。

実は、こういった資格制度を設けるにあたっては、「もっと審査基準を厳しくすべきじゃないか」「一般の人が専門医に対して抱くイメージに見合ったレベルにすべきだ」という意見もあったようですが、合格ラインのハードルを高くしすぎると、大学病院によっては合格者がでない可能性もあり、基準をゆるめざるを得なかったという経緯があったようです。

雑誌やインターネットに掲載されている情報は、あくまでも大雑把な目安として利用したほうがいいと思います。

テレビによくでる医者は信用できるのか

テレビによく出演している医者がいますが、臨床の現場でしっかり仕事をしている先生に、そんな時間はないと思います。つまり、医者としての本来の仕事の比重が下がっているということです。

ある先輩の先生が、民放の健康情報番組に出演したことがあるのですが、その映像が放送された後、「もう絶対にでない」といって怒っていたことがあります。テレビ番組というのは、時間的な制約もあり、肝心な言葉をカットされ、制作側の意図した形に編集されてしまうものなのです。

また、健康情報番組のなかには、医学的な根拠がまだ確定していない治療法を、あたかも効果があるように紹介するものもあります。ある番組は、私が専門とする膵臓がんについてのものでしたが、「〇〇療法が効いた」「〇〇線治療でがんがなくなった」というような内容でした。

いずれの治療法も、実際には効果や副作用も含め、有効であるかどうかもわからない検証段階にあるものです。それらの治療法で、たまたま効果があった患者さんを紹介し、まるで、どの患者さんにも効き目があるかのように演出されていました。

この番組を見た人のなかには、ご家族や知り合いに膵臓がんの方がいて、その治療法に一縷《いちる》の望みを抱いた方もいるかもしれません。そういう方の落胆する姿を想像するにつけ、影響のあるテレビ番組の責任の大きさを、痛感せずにはいられませんでした。

ダメな医者を見抜く方法

腕のいい医者か、そうでないかを見抜くのは、患者さんにとっては非常にむずかしいことだと思います。医者同士なら、少しの会話で腕のいい医者かどうか、すぐにわかりますが、一般の患者さんには、判断基準となるものがないからです。

ただ、見た目でいうと、髪がボサボサなど不衛生にしている医者は、避けたほうがいいでしょう。いくら忙しくても、身ぎれいにする時間はあると思います。医者なら最低限のエチケットは守るべきです。

また、男女に関係なく、髪を派手に染めているような医者、手術後や救急医でもないのに裸足《はだし》にサンダルという医者、装飾品が目立ちすぎる医者も避けたほうがいいかもしれません。

こういう医者は、患者さんのことより、自分のことに意識が向きすぎです。自己陶酔型とでもいうのでしょうか。「まさか、そんな医者がいるなんて……」と思うかもしれませんが、実際にいるのです。

私の経験では、こういう医者に腕のいい外科医はあまりいないように思います。

医者選びがむずかしいのは、「ぶっきらぼうだけれども、腕はいい」という医者もいれば、「ソフトで話がすごくうまいけれども、腕はいまひとつ」という医者もいるからです。

人には相性というものもありますから、つき合いたくないなあとか、少しでも違和感を覚えるとか、信頼できそうにないと感じるのなら、主治医について再考したほうがいいかもしれません。不信感を持ち続けていると、それだけで治療効果がでにくいこともあるからです。

必ずしも東京の病院がいいわけではない

東京と地方の病院を比べて、「東京の病院のほうがレベルが高い」「東京の病院の薬のほうが効く」などと思っている患者さんが実際にいらっしゃいますが、そんなことはありません。東京のほうが病院の数が多いので、選択肢が多いというメリットがあるだけです。

膵臓がんのように手術がむずかしい病気の場合は、全国どこにでも腕のいい外科医がいるというわけではありませんが、乳がんや胃がん、大腸がんなどの場合は、全国に大勢の専門医がいらっしゃるので、都会と地方の病院でそれほど大きな差はないと思います。

日本の医療制度のいいところは、各都道府県に少なくとも一つは大学病院があり、その他にもいろいろな大きな病院が地域の基幹病院となっているということです。全国どこにいても、そこを受診すれば、膵臓がんなどの検査もできます。もちろん、ほとんどの病気の治療も受けられるのです。

たとえば、欧米や韓国の場合、多数例の治療を行う施設である「ハイボリュームセンター」というものを積極的に設けています。

膵臓がんなど、むずかしい病気の患者さんを専門に治療する医療機関で、そこには外科医だけでなく、その病気を専門にする各分野の医師が集まっているため、死亡率も低く抑えられるし、さまざまな研究も行えます。

しかし、利用する患者さんにしてみると、ハイボリュームセンターが自分の住んでいる地域にあるとは限らないため、わざわざ遠くまで足を運ばなくてはならないというデメリットがあります。健康なときならいざ知らず、体調が悪いときに遠出するのは大変なことです。

日本のように各都道府県に基幹病院があるのと、欧米や韓国のようにハイボリュームセンターに集約されているのと、どちらがいいのかは判断に迷うところです。

いずれにしても、まずは地域にある基幹病院で診てもらい、そこで手に負えないようなら、別の専門病院を紹介してもらうというのがいいのではないかと思います。

腕のいい外科医をいかに見つけるか

私のところにやって来る患者さんに、受診したきっかけを聞くと、「口コミ」「かかりつけ医や最初の病院の医師からの紹介」「ネットや雑誌の情報」という3つがあります。

一つ目の「口コミ」で来た患者さんの場合、知り合いに医療関係者や製薬関係者がいて、情報を教えてもらったというものがほとんどです。

2つ目の「医師からの紹介」の場合、その医師の出身大学の同期や先輩がいる病院を紹介することが多いのですが、なかには「膵臓がんなら、○○病院のほうがいい」と紹介状を書いてくれる先生もいます。つまり、自分の出身大学の関係者ではなく、自分がすすめたいと思う医師がいる別の病院を紹介してくれる先生もいるのです。良心的というか、患者思いの医師であれば、そういうことをしてくれることもあります。

3つ目の「ネットや雑誌の情報」というのは、前述したように、信頼性が高いとはいえないものです。しかし、他に調べる方法がないときには、あたってみるしかありません。それで実際に受診をしてみて、どうにも信頼できそうにないと感じるなら、さらに他の病院をあたるしかないでしょう。

もっとも確実なのは、病院で働く外科医や麻酔科医、看護師さんたちが、ご自分や家族が病気になったときに手術を頼みたいと思える外科医を紹介してもらうという方法ですが、現実的には限られた人しか、この恩恵にはあずかれません。

そこで、次善の策としては、系列にとらわれない医療関係者や製薬関係者に聞いてみるという方法です。直接の知り合いではなくても、腕のいい先生、信頼できる先生の情報を知っていることも多いと思います。

あるいは、最初に受診した病院の看護師さんに、それとなく「ここで手術を受けるのですが、○○先生はどうでしょう？」とか「膵臓がんの手術のうまい先生をご存じですか？」などと聞いてみるのも一つの方法です。そうすれば、そっと教えてくれることもあるかもしれません。

希望する病院で一刻も早く受診するには

私のところにやって来る患者さんのなかには、「先生に早く診てもらいたかったのですが、受付の人に予約は1カ月先といわれて……」という方がいらっしゃいます。

私としては、膵臓がんと診断された患者さんは、できるだけ早く診察し、手術ができるかどうかを判断したいと思っているので、受付の人に電話するときには、「他の病院で膵臓がんと診断されたので、できるだけ早く、そちらの○○先生に診ていただきたいのですが……」と伝えてみてください。

そうすれば、受付担当者が外科の窓口に確認し、早めに予約を入れてくれるはずです。

受付の人が複数いる場合、担当者によっては臨機応変に対応してくれないこともありますが、私は「緊急に予約を入れてほしいという患者さんがいるときは、直接、私に問い合わせてほしい」と受付担当の人たちに伝えています。

膵臓がんの治療は、時間との勝負ともいえるので、受付の人に「2週間後」とか「3週間後」といわれたら、「急いで診てほしい」と粘ってみてください。

それでもダメなら、曜日を改めて電話をするといいかもしれません。担当者が違うと、対応が異なることもあるからです。多少、待ち時間が長くなっても、早く診てもらうことは大事なことです。

私だけでなく、他の病院の熱心な外科医も、そういう対応をしていると思います。急いで受診したいときは、遠慮しないで、受付の人に申しでてください。私の知る限り、ほとんどの外科医は、「できるだけ多くの患者さんを治療して救いたい」——そのように思っているからです。

第三章　なぜ膵臓がんは医者の腕が試されるのか

膵臓がんは治りにくいがんの代表

私は膵臓がんの手術を多く手がけていますが、患者さんやご家族がよく勘違いされているな、と思うことがあります。それは膵臓がんのことを、胃がんや大腸がん、乳がんなどの比較的治りやすいがんと、同じ程度のがんだと誤解していることです。

はっきりいって膵臓がんは、がんのなかで、もっとも治りにくい病気です。

国立がん研究センターの5年生存率のデータ（2016年1月20日発表）によると、前立腺がん（100%）がもっとも高く、乳がん（92・9%）、甲状腺がん（91・6%）、子宮体がん（84・9%）、大腸がん（75・9%）、子宮頸がん（75・1%）、胃がん（73・1%）、卵巣がん（61・0%）と続き、肺がん（43・9%）、食道がん（42・3%）、肝臓がん（34・8%）、胆のう・胆管がん（28・9%）、膵臓がん（9・1%）となります。このように、5年生存率の最下位は膵臓がんなのです。

なぜ、膵臓がんの5年生存率がこんなにも低いかというと、自覚症状がほとんどなく、検査をしても早期発見が非常にむずかしいことが挙げられます。

膵臓がんの検査には、超音波検査、造影ＣＴ検査、ＭＲＩ検査、超音波内視鏡検査（ＥＵＳ）、内視鏡的逆行性胆管膵管造影検査（ＥＲＣＰ）、ＰＥＴ検査などがありますが、膵臓は胃の真後ろにあり、肝臓、十二指腸、胆のう、胆管、脾臓、腎臓、大腸、小腸など、多くの臓器に囲まれているため（１０６頁の図を参照）、検査をしても、その変化に気づきにくく、がんを見逃しやすいのです。

なかでも人間ドックなどでよく行う超音波検査は、簡便で患者さんの負担が少ないというメリットがありますが、体格や体形によっては膵臓がよく見えないことがあり、膵臓がんを発見できないことも少なくありません。

ですから、きちんと膵臓を調べるためには、造影ＣＴ検査やＭＲＩ検査を行うのが一般的です。

これらの検査で、膵臓がんの疑いがあると診断された場合には、さらに詳しい細胞検査で膵臓をチェックします。これはＥＵＳという検査で、口から内視鏡（胃カメラ）を入れ、その内視鏡の先にある超音波装置を利用して診断をしたり、針を胃や十二指腸から膵臓に刺し、細胞を採取したりするというものです。採取した組織は病理検査に回され、悪性か良性かを顕微鏡で調べます。また、ＥＲＣＰという検査で膵管や胆管を造影したり、膵液や胆汁の細胞を採取して調べることもあります。

しかし、内視鏡で比較的簡単に細胞を採取できる胃や大腸と違って、膵臓がんの検査では採取できる細胞の量も少なく、胃がんや大腸がんの検査に比べると、検査の精度も落ちるのが現状です。

その結果、膵臓がんが疑われてもはっきりと確定できず、「様子を見ましょう」といわれて、再検査を繰り返すうちにがんが大きくなってしまい、がんと確定診断される頃には、手遅れになっていることも珍しくないのです。

私の場合、細胞検査をしてがん細胞が発見されなくても、造影ＣＴ検査やＭＲＩ検査でがんが強く疑われる場合には、患者さんに状況を説明して、手術をするかどうかを確認します。なぜなら、膵臓がんであっても、手術前の細胞検査でがんが百パーセント見つかるわけではないからです。

そうすると、「がんかどうか微妙な状態にあるのはいやだから、手術をしてください」という患者さんもいれば、「がんだとはっきりするまでは、手術には踏み切れない」という患者さんもいます。あくまでも、手術するかどうかは、患者さんの意思次第なのです。

外科医が手術を誘導するようなことは、決してあってはならないと思っています。

そのためにも正確な診断に努める一方で、診断のむずかしさの説明と、治療の選択肢の一つとしての手術の提示が、外科医には求められているのです。

膵臓がんの手術は複雑でむずかしい

膵臓がんの5年生存率が低い理由には、大きく2つあります。一つは、前述したように、「早期発見が非常にむずかしい」ということが挙げられますが、もう一つの理由は、「がん自体の悪性度が高く、外科医の腕がよくても、再発が起こりやすい」ということです。

そのため、膵臓がんの手術には、治療の妨げとなる合併症ができるだけ起こらないよう、極めて慎重な手技が求められます。

膵臓がんの手術について、もう少し詳しくお話ししましょう。

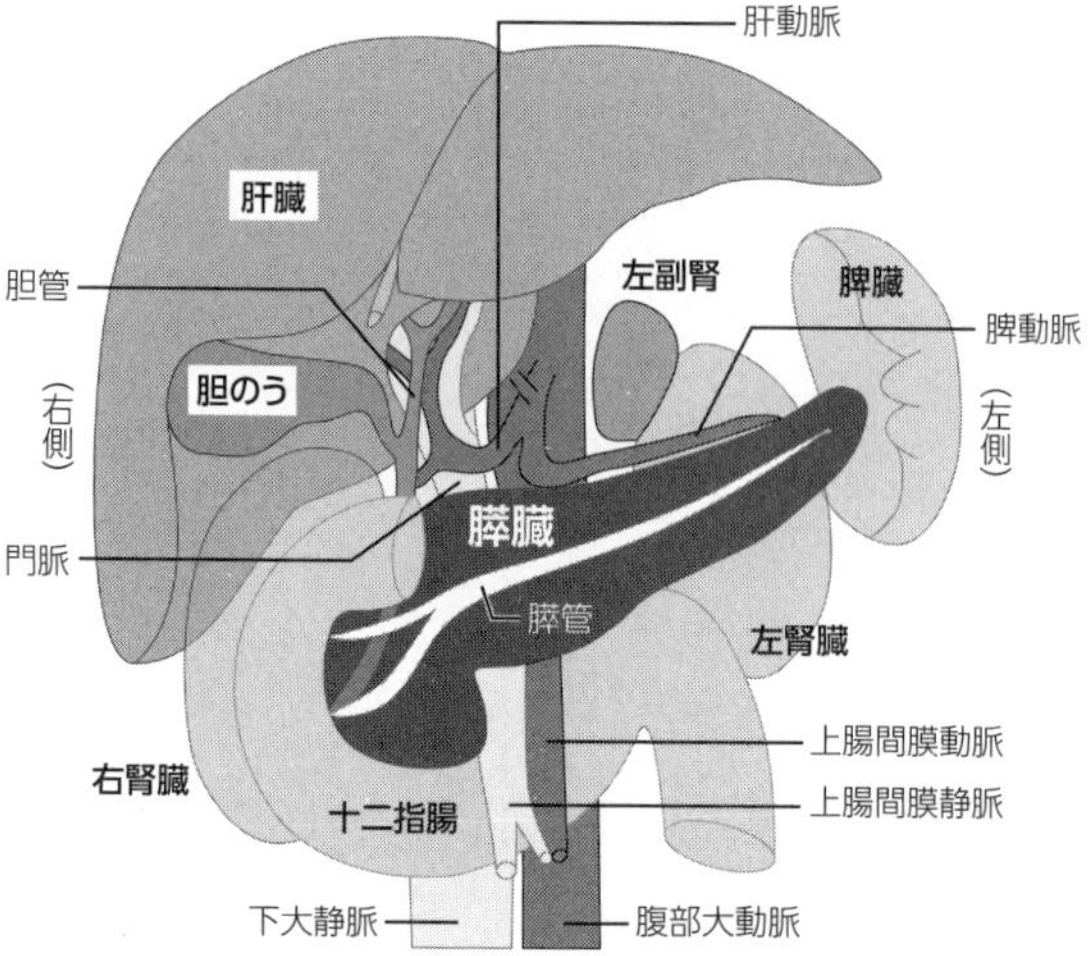

膵臓は、横長の形をしていて、すぐそばには大動脈や大静脈が通っています。膵臓の右側は少しふくらんでいて、次第に細長くなっているため、右から頭部（膵頭部《すいとうぶ》）、体部（膵体部《すいたいぶ》）、尾部（膵尾部《すいびぶ》）と呼ばれています。

膵臓がんの手術がむずかしいのは、膵臓が胃の真後ろにあるだけでなく、肝臓や十二指腸、胆のうや胆管、脾臓《ひぞう》や腎臓などの臓器や、肝動脈（肝臓に血液を送っている動脈）、上腸間膜動脈（小腸や大腸に血液を送っている動脈）、門脈（胃や小腸、大腸などの消化器を通って血液が肝臓に戻る血管）などの血管と複雑に立体交差しているからです(前頁の図を参照)。

こうした構造から、膵臓がんの手術をする場合には、血管などに注意してがんを切除した後、「再建」といって、残った膵臓と周辺の臓器をつなげる必要があります。

たとえば、膵頭部にできたがんを切除する場合、膵臓の頭部、胆のう、胆管の一部、十二指腸のほとんど(十二指腸を全部取ったり、胃の一部を取ることもある)、リンパ節などを切除し、残った膵臓と小腸や胃、残った胆管、胃や十二指腸と小腸をつなげたりします。これらがうまくつながらないと、膵液や胆汁がもれてしまい、合併症の原因になりかねません。

また、膵体部や膵尾部にできたがんを切除する場合には、通常、臓器との再建の必要はありませんが、膵尾部に接している脾臓は摘出する必要があります。

なぜなら、膵体部や膵尾部と脾臓に血液を運ぶ血管は同じで、その周囲にあるリンパ節を一緒に取らなければならないからです。この手術では、膵頭部が残るため、膵液は正常に十二指腸に流れることができます。

がんが膵臓全体に広がっている場合には、膵臓すべてを摘出することになり、十二指腸のほとんど、胆のう、胆管、脾臓、リンパ節なども摘出します。

いずれの手術でも、組織や血管をいかに傷つけずに上手に行うか、外科医の腕が問われます。それがうまくできなければ、合併症も起こりやすくなるからです。

このように膵臓がんの手術は、複雑でむずかしいものなのですが、患者さんの多くは、胃がんや大腸がんと根治度（治る確率）においては同程度だと思いがちで、「手術さえうまくいけば治る」と信じ込んでいることが多いようです。

残念ながら膵臓がんは、手術さえすれば治るというような楽観視できるがんではありません。再発率が非常に高いがんなのです。がんがまだ小さく、5ミリぐらいの大きさであれば、治る確率は高くなりますが、この段階で見つかるのは非常に珍しいことなのです。

それなのに、再発すると、「どうして再発したんですか？」「医療ミスじゃないんですか？」と怒りをぶつけてくる人もまれにいるようです。

患者さんには、「膵臓がんは他のがんとは違う」ということを認識して、治療に臨んでほしいと思います。それは諦めるということではなく、状況をしっかりと受け止めて、前向きに治療を受けるということです。そうすれば治療の効果も上がってくるはずです。

膵臓がんの治療の基本

膵臓がんに限らず、手術をするためには、がんの状態をきちんと見極める必要がありま す。がんが広がりすぎている場合は、手術がふさわしい条件に当てはまらないため、手術ができないことになります。

「まえがき」にも書きましたが、手術の適応は膵臓がんの場合、約3割しかありません。しかも手術ができた人でも、8～9割は3年以内に再発するといわれています。

外科医は目に見えるがんの塊を、周囲組織や臓器を含めて取り除きますが、肉眼では確認できないがん細胞は体内に残ることになります。それが元のがんがあった部位の近くの血管や神経の周りに再発することがあるのです。それを「局所再発」といいます。

膵臓がんの場合、もともとは、がんの塊をギリギリのところで切り取っていたのですが、それだとすぐに再発してしまうことがわかり、かなり広くリンパ節や血管、神経組織なども切り取るようになりました。ところが、予想したほど生存率は上がらず、手術後の合併症が増えるようになってしまい、患者さんのQOLが低下してしまいました。

そこで、いまは、大きくもなく、小さくもない、ほどほどのところで切り取るようにしています。そのさじ加減が重要です。外科医の腕次第といったところでしょうか。

たとえば、再発するかもしれないからと、膵臓の周りの神経までごっそり取ってしまうと、手術後に下痢になったりします。日に何度も下痢をするような状態になると、患者さんの負担も大きく、抗がん剤の投与もできなくなってしまいます。

膵臓がんに適した抗がん剤が開発される前は、手術しか方法がなかったことはすでに述べた通りですが、いまは効果的な薬ができているので、抗がん剤と手術の両方でがんの治療をするのが一般的です。

第二章でも少し触れましたが、手術適応のある膵臓がんの治療の基本は、最初に手術をして、その後、抗がん剤治療を行い、がん細胞を消滅させるというものです。

がんの程度が少し進んでしまった人の場合は、手術前に抗がん剤治療を行い、がんを小さくし、なおかつ転移がないことを確認してから手術を行います。これを「術前化学療法」といいますが、効果があるかどうかのデータは完全にそろっていないとはいえ、それでもやる価値はあり、順調に回復したケースもたくさんあります。

また、化学放射線療法といって、抗がん剤治療と放射線治療を一緒にやるパターンもあります。放射線の膵臓がんに対する効果はあまりないといわれていますが、抗がん剤と組み合わせることによって、がんが小さくなる人も2～3割はいるのです。

ただし、一般的に放射線治療は、膵臓の周囲にある胃や腸なども被曝《ひばく》させてしまいますから、胃や腸に障害がでてしまうこともあります。そのため、患者さんの状態に合わせてケースバイケースで行うようにしています。

手術しか治療手段がなかった時代に比べれば、いまは抗がん剤や放射線による治療法が加わり、生存率も少しずつですが確実に上がってきています。再発率が8～9割といっても、長生きしている人もいるのです。膵臓がんの患者さんにも希望がでてきたといえるでしょう。

なぜ膵臓がんの発見は遅れるのか

膵臓がんが疑われて造影ＣＴ検査やＭＲＩ検査を受けると、まず、放射線診断医が画像を見て、がんがあるかどうかをチェックします。そして、そのコメントと画像を見て、外科医が病態を判断するわけです。

ところで、第二章でもお伝えしたように、放射線診断医にも専門分野があり、膵臓がんの診断が得意な人ばかりではありません。

そうすると、がんの見逃しがでてくる可能性があります。その結果、コメントに「がんの疑いなし」と記載されてくることもあるのです。

主治医であれば、自分でも画像をチェックすると思いますが、膵臓がんは、その主治医が専門医であっても、見逃すことがあります。それくらい診断がむずかしいがんなのです。それで主治医も、放射線診断医と同じように「がんの疑いなし」と診断してしまうことがあるのです。

また、外科医のなかには画像を見て、がんの疑いがあると思っても、細胞検査で採取した組織にがん細胞が確認されなければ、がんがあるとは診断しない医師もいます。

一方、私のように、細胞検査で「がんは検出されませんでした」という回答がきても、画像を見てがんが疑われるときには、患者さんにそのことを伝える医師もいます。そして、「手術をするか」「しばらく様子を見るか」の選択肢を提示するのです。

私自身は、きちんと情報を患者さんに提示するのが、外科医の務めではないかと思っています。あくまでも治療方法を選択するのは、患者さん自身なのですから。

ただし、がんだと思って手術をしても、切り取った患部を病理検査に回したら、がんではなくて炎症の塊だったという場合もあります。それは膵臓がんの手術のうち、5％ぐらいの割合であり得ることです。他のがんより検査や診断がむずかしい膵臓がんでは、どんなに正確な診断に努めても、完璧ではありません。現在の診断能力の限界ともいえるでしょう。

そのことについても、患者さんには事前に説明します。そのうえで、手術を選ぶか、定期的に検査をしていくかを選んでもらうのです。

ところが前述したように、事前に説明していたにもかかわらず、病理検査でがんが見つからないと、「がんがないのに手術をされた。医療ミスじゃないのか？」と騒ぐ方がまれにいるようです。患者さんのなかには、手術前に説明を受けても、細かいところは覚えていなかったりするのです。

そうなると、医師との間に誤解が生じて、訴えられるということにもなりかねません。

一部の外科医が診断の確定できない膵臓がんの手術に慎重なのは、そういう理由もあるのです。

見つけやすい膵臓がんもある

膵臓がんは、発見された時点で進行していることの多いがんですが、ゆっくり育ってくるがんもあります。それが膵管内乳頭粘液性腫瘍《すいかんないにゅうとうねんえきせいしゅよう》（ＩＰＭＮ）といわれるものです。人間ドックなどで発見されたときは、「膵嚢胞《すいのうほう》」といわれるのが一般的です。

人間ドックの医師が膵臓の専門医であれば、これががんになる可能性のある腫瘍であると知っていますが、多くの医師は、がん化しない良性の腫瘍として見逃してしまいます。確かに初期の段階では良性なのですが、時間をかけてがん化することがあるのです。その1年間での割合は、ＩＰＭＮと診断された人のおよそ1％といわれています。

そのため、人間ドックで膵嚢胞といわれた人は、たとえ検査した医師に「心配ありませんよ」といわれても、膵臓の専門医を訪ねることをおすすめします。そこで詳しい状態を調べてもらい、半年に一度は造影ＣＴ検査やＭＲＩ検査、ＥＵＳ検査などをしたほうがいいと思います。

ＩＰＭＮはがん化する可能性のある腫瘍ですが、がんが広がる前に手術すれば、治る可能性が高くなります。これまで書いてきた通常の悪性度の高い膵臓がんとは、少し性質の違うがんなのです。

ＩＰＭＮがどういう状態になると手術が必要になるかというと、大きさよりは、形の変化によって判断します。がん化してくると、腫瘍のなかがゴツゴツ、凸凹してきたり、壁が厚くなったり、主膵管（膵臓で作った膵液を流す管を膵管といい、それがまとまって十二指腸に注ぐもっとも太い管のこと）が太くなってきたりするのです。そうなったら、ＩＰＭＮががん化してきたと診断し、手術の対象になります。

また、ＩＰＭＮを持っている人は、通常の悪性度の高い膵臓がんができやすい体質でもあります。

実際に、よその病院から転院してくる患者さんのなかには、ＩＰＭＮががん化している方だけでなく、通常の膵臓がんも発症している方が少なからずいらっしゃいます。つまり、発がんの経路が異なる方々がいらっしゃるということになります。

そういう患者さんに話を聞くと、「5年、あるいは10年ぐらい前から膵嚢胞といわれていた」という方がほとんどです。前述したように、膵臓の専門医でなければ、膵嚢胞がIPMNというがん化の可能性のある腫瘍だとは思いません。そのため、IPMNが大きくなるまで見過ごされてきたのでしょう。

膵嚢胞といわれた時点で膵臓の専門医に診察してもらい、定期的に検診を受けていれば、がん化したIPMNだけでなく、普通の膵臓がんも早めに発見されていた可能性があります。

IPMNと診断された人は、くれぐれも定期的な検診を怠らないようにしてほしいと思います。

膵臓がんの手術後の後遺症とは

膵臓がんの手術の後、後遺症が現れることがあります。

たとえば、膵頭部と十二指腸を切除した場合、膵臓や胆管を腸とつなげる必要があります。手術前は肝臓で作られた胆汁は胆管を通って十二指腸へ流れますが、胆管の出口には胆汁や膵液の流出を調節する乳頭部という臓器があり、これは手術で一緒に切り取られることになります。

そうすると、胆管と腸が単純につながっている状態になり、腸のなかではよい働きをする菌が、胆管に入って炎症を起こすことがあるのです。それを「胆管炎」といいます。胆管炎になると高熱を発しますので、抗生物質を投与するなどの処置をします。

また、お腹を切ることになるので、腸が癒着《ゆちゃく》し、腸閉塞《ちょうへいそく》（腸が狭くなり、腸の運動が滞ること）になることもあります。あるいは胃や腸に潰瘍《かいよう》ができることもあり、注意が必要です。

こうした後遺症については退院時に詳しく説明し、症状が現れたら、すぐに受診をするように話をします。

後遺症があるといっても、その都度、適切に処置をするので、心配はいりません。ほとんどの患者さんは退院後、普通に日常生活を送っています。

乳がんになった人は膵臓がんにも注意

第一章でお話ししたように、がん細胞が現れるのは、細胞分裂をするときに遺伝子がまちがってコピーされることによるものもあるのですが、これまでの研究で、乳がんと膵臓がんの遺伝子の変異が、とても似ている例のあることがわかっています。

それはどういうことかというと、乳がんになる人は、膵臓がんになるリスクも高いということです。これは、乳がんが転移して膵臓がんになるのではありません。まったく別のがんとして出現することがあるのです。

実際、乳がんの治療歴のある患者さんが、膵臓がんになることも多く見られるし、その反対に、膵臓がんを克服した人が、乳がんになってしまうこともあるのです。

乳がんは、比較的、治りやすいがんの一つで、膵臓がんに比べれば、5年生存率もはるかに高く、92・9%もあります（膵臓がんの5年生存率は9・1%)。

つまり、乳がんになった人のほうが長く生きる分、膵臓がんにかかってしまう可能性がでてくるということなのです。

「乳がんが治ったから安心」と思っていると、予期せず、膵臓がんになってしまうこともあります。

とくに家族に乳がんの経験者がいて、なおかつご自身も乳がんの治療をした方は、膵臓がんの検査もぜひ受けるようにしてください。

がん検診は受けるべきか

膵臓がんは早期発見がむずかしいがんなので、親や兄弟に膵臓がんの人がいる方は、定期的に検診を受けることをおすすめします。

通常、膵臓がんの検査には、腹部の超音波検査（エコー検査）を行いますが、より正確を期したいときには、膵臓がんの造影CT検査を受けたほうがいいと思います。膵臓がんの造影剤の投与は適切な方法で行う必要がありますので、大学病院などの大きな病院で検査してもらうといいでしょう。

膵臓がんに限らず、がんを発見するためには、がん検診や人間ドックを受ける必要があります。自覚症状がでてしまってからでは、がんがかなり進行している可能性があるからです。

では、がんを見つけるための検診には、どのようなものがあるのでしょうか。

いわゆる自治体などで行っているがん検診は、各自治体によって内容が異なります。詳しく検査してくれるところもあれば、自己負担でオプションを選べるところもあります。それらは各自治体の財政事情によって変わってきます。

自治体で行っている主ながん検診は、胃がんはバリウム検査、大腸がんは便潜血検査（検便）、肺がんは胸部X線検査、乳がんはマンモグラフィと視触診、子宮頸がんは細胞検査（細胞を採取して検査するもの）などが中心です。

しかし残念ながら、これらの検診では、がんを必ずしも発見できるとは限らないといわざるを得ません。したがって、これらの検査に引っかかった人は、さらに詳しい検査をすることになります。人間ドックでも基本的なコースだと、自治体のがん検診とほぼ同じ内容の検査になります。

がんの早期発見のためには、もう少し精度の高い検査をする必要があります。

胃がんなら内視鏡検査（胃カメラ）、肺がんは胸部CT検査、乳がんは乳房超音波検査やMRI検査、大腸がんは内視鏡検査（大腸カメラ）、前立腺がんは超音波検査（エコー検査）や腫瘍マーカー、子宮頸がんは超音波検査やCT検査、MRI検査で、がんの有無を調べます。

検査を受けるなら、精度の高い検査を受けたほうがいいと思います。自治体で行っているがん検診よりお金はかかってしまいますが、がんが心配な人にとっては、そのほうが早期に見つかる可能性が高く、安心できるでしょう。

もし親や兄弟姉妹でがんになった人がいる場合は、家系的にがんになりやすいといえます。そういう方は、検査間隔を少し短くして警戒したほうがよいと思います。

一方、おじやおばなど、親戚にがん経験者が1～2人いたとしても、その場合は少し血縁関係が遠くなるので、あまり心配することはないと思います。しかし、たとえば「5人いるおばさんのうち、4人が乳がんになった」というような場合は、乳がんの検査をしてもらったほうがいいかもしれません。

がんが心配な人は、積極的に人間ドックやがん検診を活用し、とくに心配ながんは専門医を受診して相談するとよいと思います。

太っている人はエコー検査に向かない

肝臓、胆のう、胆管、膵臓のがんに関しては、一般的には腹部の超音波検査を行いますが、太っている人は、がんがあっても見つかりにくい傾向があります。脂肪が多くて鮮明な画像が映りにくく、異常の有無がわからないのです。

太っている人は、造影CT検査かMRI検査をしたほうが、確実に調べることができるでしょう。

また、このような画像検査は、機械の性能が高いか低いかで、がんを発見できる確率が大きく変わります。あまり積極的に設備投資していない医療施設だと、鮮明な画像を見ることができないこともあります。たとえていうなら、昔のブラウン管テレビと、最新の4Kの高画質テレビぐらいの差があります。

また、CT検査の場合、造影剤を投与して撮影する「造影CT検査」と、造影剤を投与しないで撮影する「単純CT検査」があります。造影剤というのは画像のコントラストをはっきりさせるために、腕の静脈から注射する医薬品のことです。

人間ドックで行われるCT検査は、単純CT検査が多く、画像のコントラストが不十分です。肝臓・胆道・膵臓のがんについて詳しく検査をしたいのなら、造影CT検査を受けることがポイントです。

ただし肺がんなどは、単純CT検査でも、胸部X線検査より解像度ははるかに高くなります。

このように、がん検診や人間ドックは、その種類によって精度に差があります。検査を受けるときには、きちんと内容をチェックするようにしましょう。

ただ受ければいいというものではなく、信頼に足る医療施設なのかどうか、見極めることが必要です。そうすれば、検査結果の信頼性も大きく向上するはずです。

検査する人の腕で検診の結果は変わる

芸能人の方が「毎年がん検診を受けていたのに、がんが見つかってショックを受けた」というニュースを見聞きすることがあります。なぜ、そんなことが起こるのでしょうか？

それには、大きく2つの理由があります。

一つは、年に1回の検診の場合、検診時にがんが5ミリぐらいだと、発見されにくいことがあるからです。もちろん臓器によっては1〜2ミリの大きさのがんを発見できることもありますが、5ミリの大きさでがんを発見できる放射線診断医や内視鏡診断医は、よほど腕がいいといえます。普通は5ミリ以上の大きさでないと発見されないことがほとんどです。

それで1年後に再度、検診を受けると、なかには、その間に急に大きくなるがんもありますから、突然1センチ以上になっていたりするのです。がんが1センチの場合でも大きさとしては小さいといえますが、毎年検診を受けていた人からすれば、突然がんが発見されたように思ってしまうのでしょう。

あるいは増殖スピードの早いがんの場合、1年もあれば、あっという間に大きくなってしまい、手術もできないほど状態が悪くなっていることもあるのです。

もう一つの理由は、CT検査やMRI検査の装置の性能と撮影条件、撮影された画像を診断する放射線診断医の腕のよしあしに左右されるということです。

鮮明に撮影された画像で、放射線診断医の目が確かであれば、がんを見逃すことはありません。

しかし、残念ながら、その能力には個人差があります。がんがあるのに見逃されることも少なからずあるのです。よほど大きながんであれば、見逃すことはありませんが、その分、がんが進行していることになります。

そうなると、がん検診でがんが発見されるかどうかは、運次第ということになってしまいます。しかし、がん検診を受けなければ、がんを発見する機会にも恵まれません。自覚症状がでてからでは、命に関わることもあります。

がん検診の目的には、がんを発見することだけでなく、検診を受けることで日常生活を見直すきっかけになるということもあります。がん検診を受けたからといって、がんを百パーセント早期発見できるわけではありませんが、がんが少しでも心配な人は、なるべくがん検診を受けたほうがいいかもしれません。

医者はがん検診を受けているのか

「医者の不養生」という言葉がありますが、それが当てはまるかどうかは、医者それぞれの考え方や性格によると思います。

私自身は、医者なのに、がん検診を受けたことがありません。勤務する病院の基本検診は受けていますが、それ以外のがん検診は受けていないのです。

なぜ、受けていないのかといえば、検査嫌いであるうえに、検診を受ける時間がなかなか取れないのと、与えられた天命を精一杯全うしよう、と思っているからです。

とはいえ、一言でいうなら、がん検診に怠慢なだけだと思います。決して参考にしないでください。

本当に不思議なことですが、ふだん、がん検診を受けていない人が、たまたま他の病気になっていろいろと調べたら、がんが見つかったという場合もあります。そういうケースもあるので、運を天に任せるという気にもなるのだと思います。

いまは、がん検診を受けることに消極的な私ですが、実際にがんになったら、「きちんと検診を受けていればよかった」と、激しく後悔する可能性もあります。

一方、しっかりがん検診を受けている医者もいて、なかには年1回どころではなく、半年に1回、検診を受けている人もいます。がんが見つかる可能性を考えると、半年に

1回、検診を受けるほうが安心だからです。

医者なら率先してがん検診を受けるべきかもしれませんが、いまは自分のことより、患者さんの治療に専念したいというのが正直なところです。

遺伝子検査はあてになるか

アメリカの人気女優アンジェリーナ・ジョリーさんが、2013年に両乳房切除の手術を行い、続けて2015年に卵巣と卵管の切除手術を行いました。このニュースは日本でも大きな話題となったので、記憶している方も多いことと思います。

そもそも、なぜアンジェリーナさんがそんな手術を受けたのかというと、彼女の母親が56歳という若さで、乳がんと卵巣がんのために亡くなっているからです。さらに、母方の祖母も卵巣がんで、40代で亡くなっています。

そうしたことが理由なのでしょう。将来がんになるかどうかを確かめるため、彼女は遺伝子検査を受けました。その結果、87％の確率で乳がんになる可能性があり、50％以上の確率で卵巣がんになると判定されたのです。この遺伝子検査の結果を見て、アンジェリーナさんは両乳房切除と卵巣、卵管の切除を行う決心をしたのだと思います。

こうしたアンジェリーナさんの行動は、日本人に遺伝子検査というものの存在を広く知らしめることになりました。実際に遺伝子検査を受けた日本人がどれくらいいるのか、確かなところはわかりませんが、受けてみたいと思う人が増えた可能性はあります。

しかし、ここで注意したいのは、あくまでも遺伝子検査の結果は確率の問題であって、絶対にがんになるというものではないということです。

もし100％の確率ならば、両乳房の切除も、卵巣、卵管の切除も行うべきだといえるでしょう。

ところが実際には、アンジェリーナさんの場合、乳がんにならない可能性も13％はあるのです。卵巣がんにいたっては、約50％の確率で発症しないこともあるわけです。

一方で、切除手術を受けることで、乳がんや卵巣がんにはならないとしても、その臓器の喪失に伴う肉体的、精神的影響があり、他のがんにかかる可能性も残ります。

このように遺伝子検査の結果は、どういう見方に立つかによって、とらえ方がまったく違ってくるのです。

世のなかには、高い確率で遺伝性のがんを発症する人たちがいます。それでも結婚し、子どもを産んでいる人は大勢いるのです。がんになりやすい遺伝子を受け継いだことを、運命として受け入れる生き方もあるということです。そういう意味で、遺伝を気にして神経質になりすぎるのもどうかと思います。

いま日本でも、病気のリスクや体質がわかるという遺伝子検査ビジネスが広がりつつあります。

しかし、事前に専門のカウンセラーに話を聞いてもらい、十分納得したうえで検査を受けるといったサポート体制が必要だと思います。そうでないと、遺伝子検査の結果にこだわりすぎて神経過敏になり、精神的に病んでしまうことも考えられるからです。

今後、遺伝子検査は確実に広がっていくでしょうが、あくまでも「病気になる可能性」にすぎないことを、心に留めておいてほしいと思います。

第四章 医療に百パーセントを求めてはいけない

「医療ミス報道」の多くは「合併症」

新聞などで「医療ミス」という言葉をよく見かけるようになりました。しかも、かなりセンセーショナルに報道されたりします。

そういう記事を見ると、多くの国民に誤解を生じさせてしまうのではないかと、とても残念に思います。なぜなら、何度も事故を起こしているような悪質な事例は別として、マスコミで医療ミスとして報じられる事故の多くが「合併症」によるものだからです。

外科医の立場からいうと、合併症を完全になくすことはできません。どんな手術であろうと、どんなに腕のいい外科医であろうと、合併症の起きる可能性は常にあるのです。合併症を医療ミスとして扱われてしまったら、外科医は手術ができなくなってしまいます。

ここで合併症について詳しくお話ししたいと思います。

合併症というのは、手術や検査などを行った後、それらが原因で起こる病気のことです。

たとえば、膵臓がんの手術では、がんを切り取った後、膵臓や胆管を小腸とつなげたりしますが、そのときにつなぎ目がうまくくっつかないことがあります。これを「縫合《ほうごう》不全《ふぜん》」といい、10～35％程度の頻度で、つなぎ目から膵液や胆汁、腸液がもれてしまうのです。

膵液には脂肪やタンパク質を分解する働きがありますが、胆汁や腸液などと混じると活発に働きだし、腸のなかの細菌による感染が加わると、さらに活発になります。すると、周囲の脂肪や組織を消化し始め、手術で切った近くの動脈に作用して大出血してしまうことがあります。

大出血にまで至らなくても、感染に伴ってお腹に膿《うみ》がたまったり、細菌が血液に入って全身に回ってしまうと、「敗血症《はいけつしょう》」になってしまいます。

敗血症というのは、血液に病原体が入り込んで発熱したり、血圧が低下したり、尿がでなくなったり、意識障害を起こしたりする病気です。もちろん、そうした症状が起きれば必要な処置を施しますが、最悪の場合は死に至ることもあるのです。

こうしたことは、どんなに細心の注意を払って手術をしたとしても、起こるときには起こってしまうものです。それは腕のいい外科医であっても、避けることはできません。

また、手術した臓器とは別の臓器に異常が起こることもあります。

たとえば、何かのきっかけで重い不整脈や心筋梗塞などが起きてしまうこともあるのです。当然、手術前の全身検査で、心臓に異常がないかどうかのチェックはします。それで問題がないと判断されて手術をするわけですが、それでも突発的なことが起こる可能性はゼロではないのです。

そのため、事前に患者さんやご家族には、合併症が起こるリスクについて必ず説明します。手術を受けたことがある方はご存じだと思いますが、手術に関しての同意書には合併症のリスクについても記載してあります。そういうリスクがあると承知したうえで、「手術を受ける」と意思表示をしてもらうわけです。

ところが、患者さんのなかには、「先生、合併症は大丈夫ですよね？　大丈夫っていってくださいよ」と懇願される方がいます。お気持ちはわかりますが、「大丈夫だ」と保証することはできないのです。「全力は尽くしますが、結果として合併症が起きる可能性はあります」と、いつもお伝えしています。また外科医として「自分が合併症を起こすはずがない」と過信すれば、それが慢心につながり、結果的に患者さんのためにならない事態を引き起こすかもしれません。ですから「百パーセント合併症を起こさない」と断言できる外科医など、この世には存在しないのです。

合併症はゼロにはできない

合併症というと、手術後に起こるというイメージがありますが、手術をしている最中に起きることもあります。それを偶発症《ぐうはつしよう》ともいい、不用意に血管を引っ張って出血させたり、組織を裂いてしまったり、胃や腸を傷つけてしまうこともあるのです。

胃や大腸の手術の場合、傷口を縫合するときにホチキスのような機械を使うこともありますが、ていねいに扱わないと、やはり組織が裂けてしまったりします。

手術の最中にそれに気づけば、縫い直したりしてきちんと処置します。しかし、気づかないでお腹を閉じてしまうと、その後に縫合不全や感染症を起こしてしまったりするのです。

第一章でもお話ししましたが、手術の手技には繊細さが必要です。雑に手術すれば、合併症も起こりやすくなります。

しかし、たとえ注意深く手術をしたとしても、血管を縛った糸が微妙にゆるんでしまうこともあります。そういう場合、手術中には異常が見られなくても、お腹を閉じた後で出血したりします。合併症を極力引き起こさないよう細心の注意を払いますが、同じようにやった手術でも、合併症をゼロにはできないのです。

とはいえ、どんな外科医でも合併症のことは常に念頭にありますから、手術後に体調の変化があれば、すぐに対応するはずです。そういう手術後のケアがきちんとできることも、腕のいい医者の条件といえるのです。

若い頃の話ですが、とても偉い先生がいて、私はその方の手術の助手を務めたことがあります。もう定年間近の先生だったのですが、視力が低下していたのか老眼だったのか、傷口を縫っているつもりが、針と糸が空を切っていただけのことがありました。

まるで笑い話のようなことですが、昔は上下関係が厳しく、気軽に口をきけるような雰囲気ではありませんでした。それで、傷口が縫われていないのをなかなか指摘できずに、「どうしよう、どうしよう」と、助手同士で逡巡したことがあります。それでも、指摘しないわけにはいかず、怒鳴られるのを覚悟で、「先生、針がかかってないですけど……」と伝えたところ、「おお、そうか、そうか」といって縫い直し、無事に手術は終了しました。

いまは昔ほど上下関係が厳しくないので、若い医師も手術中に普通に話しかけてきますが、昔は相当な勇気を振り絞らないと、手術中の偉い先生に口をきくことなどできなかったのです。

検査や腹腔鏡手術でも合併症は起きる

合併症というと手術に関連して起こるものだと思われるかもしれませんが、さまざまな検査で起きることもあります。

たとえば、造影剤を使うCT検査の場合、造影剤に反応して「アナフィラキシーショック」を起こす患者さんがまれにいるのです。アナフィラキシーショックというのは、アレルギーのもととなる物質を飲んだり、吸い込んだりしたことが原因で、急激に全身に影響を与える重いアレルギー症状がでることをいいます。CT検査の場合は、ヨード造影剤が原因です。

症状は極めて重く、血圧低下や意識障害を起こし、最悪の場合、亡くなることもあります。それくらい激しいショック状態を引き起こしてしまうのです。

症状が現れてすぐに処置すれば、大事に至ることはありませんが、医師が懸命に手を尽くしても救命できないこともあります。

また、いままでは一般的となった胃カメラですが、この検査でも合併症が起きることがあります。まれに操作を誤って、喉や十二指腸に穴を開けてしまうことがあるのです。これは医者の腕にもよりますが、ゼロとはいえないのです。

また、最近増えてきた腹腔鏡手術でも合併症は起きます。腹腔鏡手術というのは、お腹に5~15ミリ程度の穴を開け、トロッカーと呼ばれる筒からカメラやハサミなどの手術器具を入れて腫瘍を切り取ったりするものです。

お腹を切り開く開腹手術に比べ、患者さんの体への負担が小さく、手術後の回復も早いことから、腹腔鏡手術を行う医者が増えています。

ただし、腹腔鏡手術をするにあたっては、患部の状態が手術に適応するかどうか、厳密な基準があります。それに合致していれば、病院にもよりますが、腹腔鏡手術を選ぶことも可能です。

問題なのは、本当はお腹を切り開く手術のほうがいいのに、無理をして腹腔鏡手術を行い、それで合併症を起こしてしまうことがある点です。

腹腔鏡手術のやっかいなところは、合併症が起きたときに対処しづらいということです。もちろん腹腔鏡手術でも大半のことに対処できますが、直接手で触れないため、もどかしさや限界もあるのです。

体への負担が小さいというメリットのある腹腔鏡手術なのに、無理をしていると、輸血が必要になるほど出血することもあります。

腹腔鏡手術でうまくいかなかったときは、開腹手術に切り替えるなど適切な判断をする必要があります。そのため、腹腔鏡手術を多く手がける外科医でも、開腹手術ができることが前提になっています。

ただ、最近は腹腔鏡手術が多くなっているため、開腹手術のトレーニングを十分に行う機会が減少してきており、腹腔鏡手術はできるけれども開腹手術はあまりできないという若い外科医もおり、その点は危惧するところでもあります。

ちなみに腹腔鏡手術で使った器具は、内視鏡や鉗子《かんし》など一部のものを除いては、手術ごとに廃棄します。感染症のおそれがあるので、何度も使うことはできません。ですから、とてもお金のかかる手術なのです。

また皮肉なことに、腹腔鏡手術の器具のなかにはアメリカ製のものも多く、日本で腹腔鏡手術をすればするほど、アメリカの医療機器メーカーが儲かるという仕組みになっているのです。

内臓脂肪が多い人の手術はやりづらい

手術をするときには、患者さんが痩せているか、太っているかで、手術のやりやすさが変わってきます。

痩せている人は概して内臓脂肪が少ないので、手術する部分がはっきり見えて処置がしやすいのですが、太っている人は内臓脂肪が多く、臓器や血管が脂肪に隠れて見えにくいのです。

一般に手術は、執刀医と助手が、剝離したり切っていく部位に適度な緊張を持たせるよう、臓器や組織をお互いに引っ張って進めていきます。そうすると、たるんでしわになっているところが引き伸ばされますから、組織を剝離しやすくなるわけです。

そのときに2人の力の入れ具合がちょうどよければいいのですが、どちらかが強く引っ張りすぎていると、細かい血管がちぎれてしまうことがあります。また、臓器や組織がしわになったままメスやハサミを使うと、切らなくていい血管を切ってしまうことにもなりかねません。そうすると、出血を止めるための処置も必要になりますから、手術時間も余計にかかってしまいます。

太っていて内臓脂肪の多い人ではこのような操作がしづらいので、痩せている人に比べたら、1・5〜2倍くらい時間がかかるのではないかと思います。

とくに樽形の体形の人は内臓脂肪が多いだけでなく、手術の操作部位が奥深くになりやすいため、やりにくさは何倍にもなり、その分、合併症のリスクも高くなります。

私個人としては、手術代に内臓脂肪料金をプラスしてもいいのではないかと思うくらいです。痩せた人の手術代が10万円だとしたら、太った人の手術代はその倍の20万円でもいいのではないでしょうか。

そうなれば、内臓脂肪が多くてメタボリックシンドロームの人は、一生懸命に痩せる努力をするでしょう。

ひいては生活習慣病を減少させることになり、結果的に医療費の削減にもつながるのではないかと思います（実現したら外科医の負担も減るのですが……）。

合併症の起こる率は意外と高い

ここまで合併症について書いてきましたが、少しは理解していただけたでしょうか。

私が思うに、日本人の多くは医療に対して大きな幻想を抱きすぎています。つまり、医療に対して百パーセントを求めすぎているように思うのです。「病院にかかれば病気はよくなる」「手術をすれば病気は治る」と固く信じているのです。手術をして亡くなる可能性のあることなど、想像すらしていないと思います。

そのため、不幸にして合併症を起こして亡くなってしまうと、その状況を受け止めることができず、「医療ミスだ」といって医師を責め立てることもあるのでしょう。

いくら手術前に「合併症の可能性がある」と説明しても、実際にそうした状況が自分たちに降りかかってくると、医師に怒りをぶつけてくる場合もあるのです。

私の知っている医師のなかにも、合併症で亡くなった患者さんの家族に責任を問われ、裁判にまでなった人がいます。また、裁判までいかなくても、患者さんの家族が医師や病院に謝罪を求め、賠償金を求めてくるケースもあります。

そうなると、まじめな医師ほど追い詰められ、うつ病になってしまったり、病院を辞めてしまう人もいるのです。

そういう医師たちはみな、合併症を起こした患者さんにかかりっきりになり、病院に泊まり込んで治療をしています。そんな姿を知っているだけに、患者さんやご家族からの批判にやりきれない思いをしてしまうのです。

私たち医師にとっても、合併症はつらいものです。合併症をまったく起こさない外科医になりたいとだれもが思っているはずです。それでも手術に合併症はつきものです。合併症が起きる可能性を常に念頭に置いて手術をしたり、手術後のケアをしたりしているのです。

合併症がどれくらいの確率で起きるかは、病気や手術の方法、年齢、持病の有無などによって異なりますが、軽症のものも含めますと、膵臓の手術に関しては、膵頭十二指腸切除（膵臓の頭部と十二指腸や胆のう、胆管などを切除するもの）で40～50％、尾側膵切除（膵臓の体部と尾部や脾臓を切除するもの）で30～50％といわれています。手術後、退院できずに亡くなる割合は、膵頭十二指腸切除で2～3％、尾側膵切除で1％ちょっとです。

これらの数字は、手術件数の多い施設から少ない施設までの治療結果が含まれていますが、膵臓の手術では、他の手術に比べて合併症が起こる率は高いと思います。

多くの人は「1～2％程度の死亡率ならたいしたことないだろう」と思うかもしれませんが、そんなことはありません。

これを飛行機事故にたとえると、100回に1回は墜落する確率になります。あなたは100回に1回落ちるかもしれない航空会社の飛行機に乗れますか？

1％と聞くと、一見たいした数字ではないと思いがちですが、100例に1例は死亡例が起こることになります。かといって合併症をおそれて手術をしなかったら、病気を治すことはできません。

手術はこのような危険と背中合わせのなかで、最大限の治療効果が得られることを期待して行われているのです。そのことは、ぜひ覚えておいていただきたいと思います。

医師の逮捕は妥当か

医療ミスとして報道され、産婦人科医師の逮捕映像がテレビに流されるというショッキングな事件を覚えているでしょうか。

これは、２００４年12月に福島県立大野病院で、帝王切開をした妊婦が出血多量で亡くなったという事件です。当時、常勤の産科医はその医師だけで、分娩《ぶんべん》には助手の外科医と麻酔科医、看護師4名があたりました。妊婦が通常の状態であれば問題はなかったと思いますが、前置胎盤《ぜんちたいばん》という出血等の危険がある状態だったうえに、胎盤が癒着していたため、医師の必死の処置の甲斐なく亡くなってしまったのです。

これに対し、遺族が「医療ミス」だと申し立てたことから、福島県が「医療側に過失があった」という調査報告書を発表。それがきっかけとなり、マスコミが大々的に報じる騒ぎとなってしまいました。その結果、警察が捜査に動きだす事態になり、２００６年に担当医師が逮捕されてしまったのです。

これは医療ミスというより、前置胎盤に伴う合併症による事故と考えられます。

不幸にも患者さんが亡くなってしまったことは非常に残念なことですが、このときは全国の医師会から逮捕に対する抗議の声が上がり、日本産科婦人科学会も声明を発表しています。

私がとくに違和感を持つのが、「医師を逮捕する」という事態です。欧米諸国では、医療ミスが起きたとしても、医師を逮捕するなどという話は聞いたことがありません。患者を治療する医師が合併症によって逮捕されてしまっては、こわくて治療などできなくなってしまいます。

この大野病院事件では、２００８年に担当医師の無罪判決が確定しました。そのときには、大手新聞も「医師を逮捕・起訴したことはやりすぎではなかったか？」という見解を発表しています。

しかし、無罪判決がでてから、このような記事を掲載しても、時すでに遅し、です。

実際にこの事件は、医療界に大きな禍根《かこん》を残してしまいました。なぜなら、産婦人科医を敬遠する若い医師がいっきに増えてしまったからです。

この大野病院事件は、合併症による事故だったにもかかわらず、当初マスコミが殺人事件のように大きく報じたということもあり、警察の逮捕・起訴に発展したのではないかと思います。

医療ミスが報じられるとき、いつも思うことですが、事故が起こったときだけ大きく取り上げられ、その後、無罪になったり和解したりしたことは、小さな記事でしか報じられません。そのため、一般読者には「医療ミス」という言葉だけが記憶に残ることになります。

近年でも2015年に、神戸・ポートアイランドにある消化器疾患治療の専門病院「神戸国際フロンティアメディカルセンター」で、2014年12月～2015年3月末までに、生体肝移植を受けた患者7人のうち、4人が術後1カ月以内に死亡していることがわかり、マスコミに大きく報じられました。

この病院は、世界的にも有名な生体肝移植の第一人者である外科医が院長を務めていました。手術をした患者さんのなかには、他の病院で「状態が悪すぎて手術できない」と断られた方もいたようです。

しかし、この院長は、「治る見込みが数パーセントの可能性しかなくても、何とか移植をしてほしい」という患者さんやご家族の意向を尊重して手術を決断したのでしょう。わずかな可能性にかけた手術だったわけです。

その結果が患者さんの死亡という形になってしまい、とても残念ではありますが、仕方のないことだったのではないかと思うのです。病院の体制や手術の適応についてもさまざまな問題点が指摘されましたが、患者さん自身やご家族もそれなりの覚悟はしていたはずです。この報道の影響は大きく、その後、神戸国際フロンティアメディカルセンターは経営難となり、休院に追い込まれています。

こうした事態は、医療界の外科医不足に拍車をかけるだけでなく、患者さんにとっても不幸なことです。実際に、手術を受けたいのに、外科医が不足していてなかなか受けられないという事態が生じているからです。また、外科医を敬遠する若手医師も、明らかに増えています。

さらに、患者側にも医療不信が生じてしまいます。手術をすれば治る病気なのに、「医療ミスが起こるのではないか？」と疑心暗鬼になり、手術のチャンスを逃してしまうことにもなりかねません。

不幸な医療事故が起こらないように医者が研鑽《けんさん》を積むことは当然ですが、カルテの改ざんや隠蔽など悪質なケースは別として、一般的な合併症による死亡事故を「事件」として扱うのはいかがなものかと、一外科医としては思います。

医療ミスが多い病院には共通点がある

最近、マスコミに取り上げられた事件で記憶に新しいものに、群馬大学医学部附属病院と千葉県がんセンターの腹腔鏡手術による死亡事故があります。

群馬大学病院では、2010〜2014年の間に、腹腔鏡による肝臓切除手術で、患者8人が相次いで亡くなっています。いずれも同じ執刀医によるものでした。

また、千葉県がんセンターでは、2008〜2014年の間に、腹腔鏡による膵臓がんや肝臓がんの手術を受けた患者11人が手術後に亡くなり、そのうち7人が同じ執刀医によるものでした。

手術に合併症はつきものといっても、これらの病院では同じ執刀医による死亡例が多すぎます。このような場合、上司にあたる指導医が、合併症の多さに気づいて対応するのが普通です。

あるいは病院の責任者である院長が、手術にストップをかけるべきでした。それができなかった理由として、病院の管理体制や現場での情報共有に問題があった可能性があります。

群馬大学病院の死亡事故の場合、執刀医が同一人物だったことから、むずかしい肝臓の腹腔鏡手術をやる医師がほかにおらず、自分自身の技術が未熟なまま、試行錯誤しながら執刀していたのではないかと考えられます。おそらく、その医師自身は、「患者を助けたい」と一生懸命に腹腔鏡手術を行っていたのでしょう。

しかし、腹腔鏡手術も、開腹手術と同様に十分なトレーニングが必要です。腹腔鏡手術を多く手がけている医療施設に在籍して十分な経験を積まなければ、技術は身につかないと思います。あるいは、そばに肝臓の腹腔鏡手術に詳しい指導医がいれば、重症の合併症を引き起こすことはなかったでしょう。

実際に腹腔鏡手術が登場した当初は、いまでは普通に行われている胆のう摘出手術でも、合併症による死亡例がありました。そうした経験を経て安全な手術方法が確立され、それが先輩から後輩へと伝授されてきたという歴史があります。

群馬大学病院では、そうした技術の引き継ぎがなかったのではないでしょうか。その施設におけるパイオニアとして、自分一人で腹腔鏡手術をやるには経験が足りなかったといえます。

いずれにしても、健全に運営されている病院であれば、続けざまに死亡事故が起こるような事態はあり得ません。だれかがブレーキをかけるはずだからです。

そして、腹腔鏡手術に熟練した専門医を新たに採用するか、他の病院から応援を頼むはずです。そうした対策を講じなかったことが、死亡例を増やすことにつながったといえるのです。

第五章 治療をしないとがんは確実に進行する

「手術をすると寿命が縮まる」に惑わされるな

前章では「医療に百パーセントを求めてはいけない」とお伝えしましたが、がんになったら、医療を信じて治療を受けてほしいと思います。

がんの種類と大きさ、広がりの状態によっては治療を受けても、生きる期間が必ずしも延びるとは限りませんが、治療をしなければ、延命することもできなくなるからです。

なぜ、わざわざこんなことをお話しするかというと、近年、世間では「手術をすると寿命が縮まる」「がんは放置したほうがいい」という極端な論調が幅を利かせているからです。実際、その理屈を信じて治療を受けない人も増えていると聞きます。

ここではっきりさせておきたいのは、「どんながんでも放置すれば、ほぼ確実に進行する」ということです。

「ほぼ」と述べたのは、ごくまれにがんが消えることがあるからです。免疫細胞などの働きで、がん細胞が消滅してしまったり、自死してしまうこともあるのです。また、がん細胞が休眠して大きくならず、進行が止まることもあります。

　しかし、こんなことは滅多にあることではありません。そんなわずかな可能性にかけて治療を拒否するなど、自殺行為といえます。くれぐれも惑わされないでください。膵臓がんは別として、治療をすれば治る可能性の高いがんはたくさんあるのです。

　たとえば、胃がんや大腸がんなどは、早期であれば、お腹を切ることもなく、内視鏡（胃カメラや大腸カメラ）でがんを切り取ることが可能です。早めに取り除いてしまえば、がんが大きくなることも、再発や転移することもほとんどありません。

　それを放置していたら、がんが進行してしまい、治るものも治らなくなります。手術をするにしてもタイミングがあるのです。がんが広がりすぎてしまったら、手術することはできなくなってしまいます。

　では、なぜ、こんな突拍子もない論調が広がっているのでしょうか。

　それは、おそらく、内視鏡で初期のがんの手術をした後に容体が悪化する人や、がんの手術後に合併症を起こして亡くなる人、がんが広がっているのに無理に手術をして命を縮めてしまう人などがいるからではないかと思います。

　そうした事例をもとにして「手術などしないほうがいい」という極論になり、またその主張に共感する人もいるのでしょう。

しかし、がんは治療を受けることで、確実に生存期間が延びます。治りにくいといわれている膵臓がんにしても、手術を受けた人の5年生存率が10年単位で約10ポイントずつ上昇しているのです。

これは私が東京女子医科大学に在職中に報告したものですが、1981〜1990年、1991〜2000年、2001〜2010年と、10年ごとの5年生存率を調べた結果、7・1％、16・5％、32・2％と数字が上昇していました。全国集計ではもう少し低くなりますが、それでも確実に生存率は上がっているのです。

治療を開始した時点では、手術ができない状態であっても、抗がん剤や放射線によってがんが小さくなれば、手術ができる可能性もでてきます。今後、さらに有効な抗がん剤が開発されれば、膵臓がんの患者さんが生き延びる確率はもっと高くなるはずです。

「がんは放置したほうがいい」という極論を鵜呑みにしないでほしいと思います。

がんになったら、放っておかずに治療を開始する。それが長く生きる唯一の方法なのです。

年齢によっては「がんを放置する」場合もある

「がんになったら治療をする」のが基本ですが、患者さんの年齢によっては、手術を含め、治療をしない場合もあります。

たとえば、早期の胃がんが見つかったとき、あなたの年齢が90歳だったら、どうしますか?

私は医師として、2つの選択肢を提示すると思います。一つは、積極的な治療として手術をするというもの。もう一つは、手術はせず、様子を見るというものです。

後者の「手術をしない」という選択肢を提示するのは、90歳という年齢で手術をすることのリスクを考えるからです。体力的な問題や合併症が起きる可能性もあり、はたして手術をすることが延命につながるのか、医師としても判断がつきかねるのです。

早期の胃がんであれば、積極的に治療をしなくても数年は生き延びられます。その間に別の病気で亡くなる可能性もあるし、無理に手術をしなくても天寿を全うできるという考え方もできます。つまり、「がんを放置する」ということです。

ただ、手術をするか放置するかは、最終的には患者さんが選択することになります。

これが50〜60歳の患者さんだった場合、話は変わります。90歳の方に比べたら、明らかに余命が長いからです。早期の胃がんであれば、手術で完治する可能性が高いので、この年代の患者さんには手術をすすめます。

実際、私のところにも80歳を超えた高齢の患者さんが訪れますが、困ることがあります。受診されたときは、がんが早期の段階であるにもかかわらず、「そんなに長生きするつもりはないから、手術は受けない」と決心されるのです。ところが、地元の病院で診てもらっていたら数年後にがんが進行し、お腹が痛いなど自覚症状がでるような状態になると、「やっぱり手術を受けたい」とおっしゃることがあるのです。

しかし、その時点では、がんがかなり大きくなっていますから、手術はできません。これには私も頭を抱えてしまいます。

一方で、高齢でも手術を選ぶ人もいます。

私の患者さんで、91歳で膵臓がんの手術をした方がいらっしゃいます。その方は、いくつもの有名病院で診てもらい、最終的に抗がん剤治療を受けていたのですが、「もう抗がん剤治療では効果が見られなくなった」といわれ、私のところにやって来たのです。

その方の持参した資料を見てみると、驚いたことに手術ができる状態でした。そこで、「どうして、いままで手術を受けなかったのですか？」と聞いてみたところ、「えっ？」と絶句され、「手術ができるとは、一言もいわれたことがない」というのです。

おそらく高齢なため、どの医師も最初から手術という選択肢を除外していたのでしょう。

結局、その方は3カ月間、迷った後、手術を受けました。その後は97歳まで元気に暮らし、最後は血液のがんで亡くなりました。

こういう方もいらっしゃるので、高齢だからといって手術をすすめないということはありません。ただし、自分のことは自分ででき、日常生活に支障のない体力があることが必須条件になります。

そのうえで、「あと何年くらい生きたいですか？」などと尋ねます。その答えが「いや、あと2、3年でいいです」という人には、手術はすすめません。

反対に、「孫が生まれるので、あと10年は生きたい」とか「まだまだやりたいことがあるので、10年以上は生かしてもらいたい」という人であれば、「あと10年生きるためには手術しかありません。たとえ手術しても10年生きられるという保証はありませんが、手術しなければ、そのチャンスは生まれません」とお伝えして、手術をすすめます。

なぜ、そんなことを患者さんに聞くかというと、本人に生きる意欲があるかどうかが、手術後の回復に大きく影響するからです。

自分の意思ではなく、家族にすすめられて、いやいや手術を受けた人は、手術後にガクッと体力が落ちて、回復にも時間がかかってしまうことがあります。こういう方は手術をせず、様子を見るという方法がよかったのではないかと思うことがあります。

要するに、何でもかんでも手術をすればいいというものではなく、年齢によっては「がんを放置する」ほうがいい場合もあるということです。

良性から悪性に変わるがんもある

一般的に、子宮筋腫やおできなどの良性腫瘍は、悪性腫瘍に変化することはありません。もちろん、大きくなりすぎて何らかの症状がでてきた場合には、治療が必要となります。

しかし、なかには、時間が経つと悪性腫瘍に変化するものがあります。

その代表ともいえるのが、大腸ポリープです。これは大腸にできるイボのようなもので、自然に小さくなったり、消えたりすることはほとんどありません。大きさが変わらないものもあれば、次第に大きくなるものもあり、その一部はがん化していきます。

現在では、がん化しやすい大腸ポリープは内視鏡検査（大腸カメラ）である程度予測ができるため、そのような基準に該当する場合は、内視鏡を使って切除するのが一般的です。

また、第三章で取り上げた「膵管内乳頭粘液性腫瘍（ＩＰＭＮ）」も、最初は良性の腫瘍ですが、時間の経過とともに、がん化する可能性がある腫瘍の一つです。

そのため、発見された当初は治療の必要はありませんが、定期的な検査はしなければなりません。がん化の兆候が見られたら、外科的な手術を検討することになります。そして将来、その人の生命を脅かす可能性が高いと判断されれば、手術を行うことになります。

「どうして、すぐに切除せず、がん化するまで待つのか」というと、不必要な手術を避けるためです。

大腸ポリープは、開腹手術ではなく、内視鏡で切り取ることができますが、それでも合併症が起こる可能性はゼロではありません。

IPMNの場合は、開腹手術または腹腔鏡手術で手術をすることになるので、内視鏡で切り取る手術よりは合併症が起こる危険性は大きくなります。がん化して生命の危険を脅かす可能性がないのに、こうしたリスクを冒してまで手術をする必要はないというのが、いまの医学界の常識なのです。

このように、良性腫瘍のなかには、時間の経過とともに悪性腫瘍に変化していくものがあるので注意が必要です。

世間には「大腸ポリープはがんにならない」という論調もありますが、そんなことはありません。顔つきの悪いポリープは小さいうちに切り取ることで、大きながんに成長できなくなるのです。

また、がんが粘膜内にとどまっているうちは、内視鏡で切除できますが、粘膜より深い組織にまで浸潤してしまうと、外科的な手術が必要になってしまいます。

この「大腸ポリープはがんにならないから切除しなくてよい」という理屈のなかには、大腸はくねくねと曲がっていて内視鏡が入りにくく、治療で穴が開きやすいから危険だ、という意見があります。

確かに穴が開いたり出血したりする合併症が起こる可能性がゼロとはいえませんが、合併症を心配しすぎて、がん化しやすいポリープを放置するのはいかがなものかと思います。

医療不信を助長するような意見に左右されることなく、正しい医療情報に触れてほしいと思います。

日本と欧米ではがんの基準が違う？

日本でがんと診断されている「上皮内がん」が、欧米では、がんになる前段階の「異《い》形成《けいせい》」として扱われることがあります。そのことを指摘して、「日本は良性の腫瘍をがんと診断し、無駄な治療をしている」と批判的に述べる論調があるようです。

上皮内がんとは、がんが上皮（粘膜層）にとどまっていて、その下の組織に浸潤していないがんのことをいいます。上皮内には血管やリンパ管が通っていないため、がん細胞が血管やリンパ管を通って、他の臓器に転移する心配がありません。なかには、そのまま進行しないで、消えてしまうものもあります。

そのため、他のがんに比べて悪性度が低く、命に関わることも少ないといわれているのです。

しかし、そのまま放置すれば、進行して深く広く浸潤したがんになります。がんが上皮にとどまっているうちに、きちんと治療することが重要なのです。この段階で治療をすれば、ほぼ百パーセント完治します。

それに対して、欧米で上皮内がんを「異形成」と呼び、がんと区別しているのは、他の組織や臓器に転移するものをがんとして扱うという、がんに対する考え方の違いだけではなく、医療費の問題があるからだと思います。欧米では国民の負担する医療費が高いため、進行していないがんは、治療の対象にしていないのです。

一方、日本には国民皆保険制度があり、国民の支払う医療費も安いため、がんの可能性があるなら、早いうちに治療してしまったほうがいい、という立場に立っているのです。欧米の医師のなかにも、「異形成」をがんの治療対象にしている人もいますが、少数派に属しているといえます。

上皮内がんの主なものとしては、子宮頸がん、膀胱《ぼうこう》がん、大腸がん、乳がんなどがあります。たとえ、最初は上皮内がんであっても、放置すれば、がんは確実に進行します。ですから、上皮内がんのうちに治療することが肝心なのです。

抗がん剤治療でも医者の腕は重要

「抗がん剤は効かない」と主張する方もいますが、そんなことはありません。

抗がん剤は、開発される過程で臨床試験が行われ、何もしない人と、抗がん剤を投与された人との生存率を比較し、抗がん剤を投与された人のほうが明らかに長く生き、副作用が許容範囲である場合に、有効な薬として世のなかに登場します。抗がん剤によって、長生きする人が増えているのは確かなのです。

そもそも抗がん剤とは何かというと、細胞の増殖を防ぐ薬で、がん細胞が増えるのを抑えたり、がん細胞を死滅させたりする効果があります。

ところが、抗がん剤にはデメリットもあります。それは正常な細胞にも作用してしまうことです。正常な細胞が傷つけられ、本来の細胞分裂や増殖ができなくなると、さまざまな副作用を起こしてしまいます。

副作用の症状としては、吐き気、嘔吐《おうと》、発熱、便秘、下痢、倦怠感（だるさ）、食欲不振、口内炎、脱毛、手足のしびれなどが見られます。

副作用の現れ方は人それぞれで、強く現れる場合もあれば、ほとんど現れない場合もあります。いまは副作用を抑える薬もありますから、以前に比べたら症状はコントロールしやすくなっていると思います。

しかしながら、投与の仕方をまちがえれば、命を縮めてしまう危険性もあります。なぜなら、抗がん剤は、欧米の製薬会社で開発されたものが多く、薬の服用量が、欧米人を対象にした臨床試験がもとになっていることが多いからです。そうすると、欧米人と日本人では体格や体質がかなり違いますから、計算上は同じ値でも、日本人には量が多すぎることがあるのです。そのさじ加減をうまくやらないと、抗がん剤の副作用が強くでてしまいます。最悪の場合、体力を消耗してしまい、亡くなることもあるのです。

これまで述べたように、手術は医者の腕のよしあしで結果が大きく変わりますが、抗がん剤についても、医者がどのように投与するかで、効果の現れ方が変わってきます。

患者さんの体格や状態を考慮せず、規定通りの投与方法に固執したり、副作用の対応を疎かにしたりすれば、効果が現れるどころか、患者さんの命を縮めてしまう結果にもなりかねません。抗がん剤治療についても、医者の腕が大きくものをいうのです。

手術をすると、がんが増殖する？

世のなかには、「がんの手術で患部にメスを入れると、その傷口でがんが増殖し、再発しやすくなる」という説があるようですが、実をいうと、その説には一理あります。

実際、手術をすると、傷を治そうとして免疫細胞などが集まってきます。そのなかには、がん細胞も含まれていることがあります。集まってきたがん細胞が増殖して、手術をした部位の近くに再発することがあるのは確かです。第三章でも触れましたが、「局所再発」の一つの原因と思われます。

しかし、局所再発は、がんの塊をぎりぎりで切除した場合にも起こります。ぎりぎりでがんの塊を切除したつもりでも、きれいに取り切れていないと、局所再発が起こりやすくなるのです。

私が扱う膵臓がんの手術では、手術に適応しているかどうか、かなり厳密に精査します。手術をしてもすぐに局所再発を起こしそうな場合には、手術はせずに、まず抗がん剤や放射線で治療をします。

がんが進行しているのに、患者さんやご家族に泣きつかれて手術をする外科医もいますが、そうすると、がんが残ってしまったり、局所再発が起きやすくなったりするのです。すると、「手術をせず、抗がん剤治療をしたほうが長生きできたのに」という結果になりかねません。

また、手術ができる状態ではないのに無理に手術をすると、体の抵抗力が落ちてしまい、がんを撃退するどころか、がんの増殖を許してしまいます。

そういう意味で、手術ができるかどうかの手術適応の判断は、非常に重要なのです。

そこを疎かにして手術を優先させる外科医は、腕のいい医者とはいえないと思います。

第六章 がんも「病は気から」

がんを受け入れると手術後の回復が早い

膵臓がんでなくても、がんと診断されたら、だれでもその事実に驚き、「何で自分ががんに……」と嘆き悲しみます。

しかし、考えてもみてください。いまは2人に1人はがんになる時代で、もはや珍しい病気ではなくなっています。がんになった原因を追究し、四六時中、がんのことばかり考えていても、何もいいことはないのです。

実際、膵臓がんの手術をした患者さんを見ても、いつまでもくよくよと「がんになるなんて自分は不幸だ……」と思っている人は、手術後の回復があまりよくありません。

そういう患者さんが運悪く合併症になると、「やっぱり自分は運に見放されている」とさらに落ち込みます。抗がん剤治療をしても、ほんの少し副作用が現れただけで、ひどく落胆してしまうのです。

そうなると、治るものも治りません。合併症もなかなか改善が見られないし、抗がん剤の効果も現れてこないのです。

患者さんがあまりに落ち込んでいるときは、心療内科の医師にお願いして話を聞いてもらうようにします。そうやって気持ちを楽にしてもらうのです。必要であれば、安定剤や睡眠薬などの薬を処方してもらいます。

一方、「とうとう、がんになっちゃったか……。まあ、仕方がないか」と自分の病気を受け入れられる方は、手術後の回復も不思議と早いのです。

そういう人は、合併症が起きても「手術したんだから、そうなることもある」と、あまり動じないし、抗がん剤治療をして副作用が現れても、「これが副作用なんですね」「みんな苦しいんだから、自分も頑張ろう」などと前向きです。

このように、同じような手術をしても、それをどう受け取るかによって、治療の効果は大きく変わってくるのです。

では、なぜ、こんなに大きな違いが生じるのでしょうか？

それは、ストレスの有無が大きく関係しているのだと思います。いつもがんのことばかり考え、鬱々としている人は、自分にとってイヤなことを考え続けているので、常時、自分にストレスを与えていることになります。ストレスは、免疫力を下げる要因にもな

ります から、手術後の回復にも悪い影響を与えてしまうわけです。

がんになって平気な人などいませんが、あるがままを受け入れることが、がんの治療には非常に大切だと私は思います。

まじめすぎると逆効果になることも

がんになった患者さんを見ていると、まじめな人より、ちょっと不まじめなくらいの人のほうが、治療経過がよいと感じることがあります。

まじめな人は、雑誌やインターネットなどで、「特別な治療法はないだろうか?」などと探し回ることが多いようです。その気持ちはわかりますが、信頼できる専門医と出会えたなら、その医師と治療法について話し合い、アドバイスを受けたほうがいいのに、と思います。

世の中には、がんに関してさまざまな情報が飛び交っていますが、そのなかには「○○治療をしたら、がんが消えた」というものも多く見かけます。

しかし、自費診療で、高いお金をかけるような治療法は、客観的な医学的評価が定まっていないものが大半です。実際に医学的効果が認められた治療法は、日本では保険診療の対象になっています。

お金持ちの人はいいかもしれませんが、効果があいまいな治療法にお金をかけるより、家族や友人との旅行や自分のやりたいことにお金をかけるほうが何倍も有意義で意味がありますし、気持ち的にも前向きになれるのではないでしょうか。

第二章でもお話ししましたが、私はできるだけユーモアを交えて患者さんと接するようにしています。笑顔になるだけで、気持ちが軽くなり、免疫力がアップすると思われるからです。

がんになって笑顔でいるのは、むずかしいことかもしれませんが、たまには、がんのことを忘れたほうがよいのです。

しかめっ面でパソコンに向かい、あれこれがんにまつわる情報を集めるより、自分の好きなことをやったり、楽しめることをしてニコニコしているほうが、よほどがんを撃退することになるのに、と思うのです。

投げやりになるとマイナスに働く

「病は気から」という言葉がありますが、その通りだなと思うことがあります。
膵臓がんの診断を受けた患者さんのなかには、治療に対して、捨て鉢というか、投げやりというか、「もう何をやったって治りっこないんだ」と諦めてしまう方がいらっしゃいます。

するとそういう人は、たとえ手術をしたり、抗がん剤治療をしたりしても、よくないほうにいってしまいがちだからです。がんの状態から見て、8割ぐらいの確率で治療がうまくいきそうだと思っていても、治らない2割のほうに入ってしまうのです。

残念なことですが、こういう後ろ向きな気持ちになってしまう患者さんが少なくないのが実情です。確かに、膵臓がんは治療のむずかしい病気ですが、よくなる可能性はゼロではないのです。「自分はもうすぐ死ぬんだ」と諦めてしまったら、治るものも治らなくなってしまいます。

だからといって、無理やり明るく振る舞う必要はありません。ただ素直な気持ちで「がんを受け入れる」ことが大切なのです。手術や抗がん剤の副作用の影響で仕事を休んだり、体を休めることが必要なときもありますが、できるだけいまの生活スタイルを崩さずに、いつも通りに日々を過ごすことが治療にはプラスになります。

患者さんのなかには、無理して笑顔を作る方もいます。待合室では体調が悪くて、ぐったりしているのに、診察室に入ると「先生、こんにちは！」と明るく振る舞うのです。このように自分の気持ちを無理に抑え込んだ態度を取っていると、肉体的にも精神的にもつらくなってしまいます。医師には「体がきつくて」とか「とても痛くて我慢できない」とか「ごはんがおいしくない」などと本音をぶつければいいのです。

自分の病気を受け入れた患者さんは、顔つきが変わります。それは診察室に入ってきた瞬間にわかるものです。そういう患者さんは、私たち医師の言葉に素直に耳を傾けてくださるし、治療に対しても前向きに取り組んでくれます。

ただし、前向きに治療に取り組むといっても、必要以上に「気持ちを持ち上げよう」と努力する必要はありません。そんなことをすると、それがまたストレスになってしまうからです。常に自然体でいることが、治療にもプラスになるのです。

検査数値の気にしすぎは禁物！

患者さんのなかには、診察室に入ってくるなり、「腫瘍マーカーの数値、どうでしたか？」と聞く人がいます。

腫瘍マーカーというのは、第一章でもお話ししましたが、血液や尿のなかに、健康な人にはあまり現れない、がん特有の物質が見られることを利用した検査法です。

しかし、この検査法は、がんでも必ず数値が上がるとは限らず、正常な状態でも数値が高いことがあります。

血液検査で簡単に調べることができ、がんの治療経過の参考になることもあるので、がん治療においてはよく用いられますが、患者さんのなかには、この数値が少し変動しただけで、一喜一憂する方がいるのです。

たとえば、100あった数値が95になっただけで大喜びし、103になると、ものすごくがっかりします。しかし、この程度の数値の変動は誤差ともいえ、気にするほどのものではありません。100あった数値が200になっているというならわかりますが、ほんの少しの数値の変動は、あまり気にする必要はないのです。むしろ、私たち医師のほうが些細な変化を見落とさないように気にすべきなのです。

いまは、ネットでいろいろな情報を手に入れることができるので、患者さんたちもがんについての知識が豊富です。しかし、その知識は必ずしも正確なものとはいえず、中途半端に聞きかじっていることが多いのです。

しかも、後ろ向きな情報ほど耳に入りやすく、それに固執してしまうことがあります。どの情報が正しく、どの情報が誤っているのかを見極めるのは、現在のように情報が氾濫している状態ではむずかしいことだと思います。

そして、私たち医師がいくら「こうしたほうがいいですよ」とアドバイスしても、自分が信じ込んだ情報にこだわり、適切な治療法を選択できなくなることもあるのです。

ご自分の信念や人生観に基づいた治療法の選択ならばよいのですが、氾濫する情報に振り回されたうえでの治療法の選択には首をかしげたくなります。

前にもお話ししたように、自分ががんであることを意識しすぎると、それがストレスになり、免疫力を下げる結果になってしまいます。

自分の病気について知ることは大切ではありますが、専門医以上に詳しくなる必要はなく、概略を知っているくらいがちょうどいいのです。あとは専門家である医師に任せてほしいと思います。

ジタバタせず自然体でがんと向き合う

診療していると、患者さんのなかには、四六時中、病状のことを気にかけながら治療を受けるタイプの人と、がんを受け入れて淡々と治療を受けるタイプの人がいます。

たとえば、抗がん剤治療をしているとき、白血球数などが下がりすぎると薬の投与ができないのですが、前者のタイプの患者さんに、「今日は延期しましょう」と伝えると、「えーっ、できないんですか！」と、ものすごく落胆します。

一方で、後者のタイプの患者さんは、「わかりました。じゃあ、今日はこのまま帰っていいんですね？」と、すんなりと受け入れ、「今日は抗がん剤がないから、おいしいものでも食べに行こうかな」といって、むしろご機嫌になってくれます。

どちらのタイプに治療効果があるかというと、どうも後者のタイプの患者さんのようです。病気に対して自然体でいるせいか、前者のタイプの患者さんより長生きしたりします。

こうして見ていくと、病気に対してジタバタしないというのは、案外、重要なことかもしれません。やはり、病気を受け入れたうえで、気持ちに「ゆとり」を持ち、いつも通りに過ごすことが大事なのだと思います。

前項でお話しした「検査結果に一喜一憂する患者さん」にも通じますが、検査結果や治療の進み具合に心を乱されることなく、やれることを一つひとつこなしていくことが、結果的に延命につながるのではないでしょうか。

私の好きな言葉に、夏目漱石の「則天去私《そくてんきよし》」がありますが、これは漱石が作った造語で、「我を捨て、自然の道理に従って生きることが理想である」と、晩年の境地を表したものです。

がんを受け入れた患者さんの心境は、これに近いものがあるのではないかと思います。

いまやれることをやる

がんを宣告された患者さんは、ほとんどの方が大きなショックを受け、悲歎に暮れます。しかし、時間の経過とともに落ち着きを取り戻し、一日一日を有意義に生きることの大切さに気づく方もいます。

一方で、患者さんのなかには、「がんが治ったら、旅行しよう」とか「少し調子がよくなったら、美術館巡りをしよう」などと、やりたいことを先延ばしにする方も多くいます。

しかし、膵臓がんの場合には、それでは遅いのです。やりたいことがあるなら、治療の合間を縫って、いますぐ実行に移すべきです。

行きたいところがあるなら、計画を立てて早めにでかけたほうがいい。行きたい美術館があれば、どんどん観に行けばいいのです。

もちろん、手術をしたら体力が回復するまで動けないし、抗がん剤治療で副作用がでてしまったら休むしかありません。しかし、体調がいいときには普通に行動したほうが、気持ちが明るく前向きになります。

膵臓がんは、他のがんよりも治る率が非常に低いので、やりたいことがあるなら、体調と相談しながら早めにやってしまうべきです。

患者さんのなかには、治療を開始してしばらくしてから、「半年後に娘（息子）の結婚式があるんです」という方がいます。そういうときは、「半年後ではなく、できるだけ早く結婚式を挙げてもらうようにしてください」とお伝えします。

膵臓がんは、治りにくいがんであるため、月単位で物事を考えたほうがよい病気です。誤解をしてほしくないのですが、あなたの命がひと月、ふた月ですよといっているわけではありません。あくまでも時間経過に対する考え方、向き合い方をいっているのです。

せっかくのおめでたい日に体調が悪くて出席できなかったら、人生に大きな悔いが残ってしまいます。結婚式場やホテルによっては事情を理解してくれて、柔軟に対応してくださるところもあるようです。

それに、何ごとも早め早めにやるほうが、気持ちにも張り合いができてきます。これが治療にもプラスの効果を与えるのです。

たとえば、「来年、海外旅行をするつもりです」といっていた患者さんに、「いますぐ行ったほうがいいですよ」とすすめたとします。すると1年後に、「先生がすぐに旅行したほうがいいというから行ってきたけど、まだぴんぴんしてるじゃないですか」といわれることがあります。そのときは、「よかったじゃないですか。今年もまた旅行ができますね」とお伝えします。

冷たく厳しいように聞こえますが、私は、患者さんに時間を無駄にしてほしくないと思っています。そうやって、やりたいことをやりながら1カ月ずつ大切に過ごし、それが12カ月続けば1年になります。さらに12カ月経てば2年、60カ月なら5年になるのです。「自分は後どれだけ生きられるのだろう……」と残りを数えるのではなく、今日はコレ、明日はアレ、と一日一日をコツコツ積み上げていくことのほうが、充実した日々になるだけでなく、体にもいい影響を与える――私はそう信じています。

治療に疑問があるときは主治医に聞くべき

先ほどもお話ししましたが、いまは情報過多の時代なので、がんに関しても種々雑多な情報があふれています。がんになった患者さんは、そういった情報に振り回されることが多く、本来だったら順調にいくはずの治療がうまくいかなくなることもあるのです。

がんの情報にたくさん接している患者さんは、私たちが治療方針を説明しても、納得していない様子で、「○○療法はどうですか？」とか「○○線治療はどうでしょう？」などと質問してきます。

そういう治療法が医学的に効果や副作用を含めて十分検証され、有効であると認められているなら、患者さんにもすすめますが、膵臓がんに関してはいまのところ、研究段階の治療法といわざるを得ません。

治療条件をきちんと設定した臨床試験や臨床治験などで有効性や安全性の検証作業を行っている場合はよいのですが、客観的な検証を行わずに、商業的に治療が行われているのは残念なことです。

患者さんには「保険外の治療だし、あなたの病状に合っているかどうかは微妙ですが、それでもやりたいとおっしゃるのなら、その治療法を行っている医療機関に意見を聞きに行ってみてください」と伝えます。そうすると、「先生がそういうなら、やめます」という人もいれば、「一度、意見を聞きに行ってみます」という人もいます。

明らかに病状がずれていて、そういう治療は意味がないのに、と思っても、本人がやりたいといっている以上、止めるわけにはいきません。

一方で、内心ではそういう治療法を試したいと思っているのに、口にださないでいる患者さんも困りものです。私の治療法に対して迷いがあるのに、仕方なく受けているのでは、あまり治療の効果が現れないからです。

それに、たとえば私のところで何かしらの治療を受けてしまうと、別の病院の治療における診療基準に合わなくなってしまうこともあります。

ですから他の治療法を試してみたいと思っているなら、医師に遠慮せず、最初に話をしたほうがいいと思います。

子どもの口だしで治療がうまくいかなくなることも

患者さんの治療について、お子さんがあれこれ口だし（助言？）をすることがあります。親のことを心配しているわけですから、当然、「こうしたほうがいいんじゃないか」「ああしたほうがいいんじゃないか」といいたくなる気持ちはわかります。

しかし、いろいろと口はだしても、最終的にはご本人に決めさせてほしいと思います。そうでないと、治療に差し支えることがあるからです。

たとえば、本人は「もう歳も歳だし、手術はしたくない」と思っているのに、子どもたちが「手術すべきだ」と押し通して手術したとします。そうすると、手術後の経過があまりよくなかったりするのです。

それはそうです。本人は「手術を受けたくなかった」のですから。手術が予定通りにいったとしても、気持ちがついて来ないため、なかなか回復しないのでしょう。

また、治療法についても、子どもたちがいろいろと調べて、「〇〇療法を受けさせたい」などと、別の治療法を提案してくることもあります。私は拒否できる立場にありませんから、お子さんたちに任せますが、お子さんたちがいないところで患者さん本人に聞くと、「もう疲れるばっかりで、いやなんです」と、ぼやいたりすることもあります。

そうすると、本来、受けるべきである治療が受けられませんから、病状が徐々に悪化してくることもあります。なかには、病状がさらに悪化してから「やっぱり先生の提示した治療を受けたい」といいだす患者さんもいます。しかし、治療にはタイミングがあり、もはや最初に提示した治療はできません。こうなると、医者にはどうすることもできないのです。

ご高齢の患者さんは、お子さんたちに面倒を見てもらうことを心苦しく思っていることも多く、子どもたちに気兼ねして本音をいえないこともあるようです。ですから、治療法についても、自分の気持ちとは裏腹に、子どもたちの意見に従ってしまうこともあるようです。

たとえ歳を取っていても、自分の意思はあります。お子さんたちには、口はだしても、だしすぎないようにしてほしいと思います。

理想的なのは、患者さん本人の意思を尊重しながら温かく見守り、ご本人が困ったときに、すっと手を差し伸べてあげるようなサポートだと思います。

仕事は続けたほうが体にもいい

がんになっても、仕事を辞めてはいけません。これは私の持論です。患者さんのなかには、「仕事を辞めて治療に専念します」という人がいますが、これははっきりいって逆効果です。「さあ、がんと闘うぞ！」と意気込んでみても、特別なことができるわけではありませんし、「がんと闘うよりはつき合っていく」ほうが、肉体的にも精神的にも負担は少ないように感じます。

もちろん、病状によっては仕事を辞めざるを得ないこともあるでしょう。その場合は仕方がありませんが、これまでもお話ししてきたように、がんだけに向き合っていると、いずれ精神的に参ってしまいます。ストレスが高じて、免疫力も下がってしまうのです。むしろ病状に合わせた工夫をして、仕事を続けながら治療をしたほうが気も紛れるし、前向きになれます。生活の基本的なリズムは、がんになる前と同じほうがいいのです。

残念ながら、日本の企業では、がん患者への理解があるとはいえません。治療などで会社を休んだり、早退したりすると、いやな顔をされたり、暗に退職するようにほのめかされたりすることも多いようです。しかしながら、がんになる患者さんは50〜60代の方が多く、一度退職してしまうと、再就職はむずかしくなります。

日本の企業には、がん患者の就労にもっと理解を示してほしいと思います。

ただし、やりたいことがあって仕事を辞めたいというのなら、話は別です。熱中できる趣味があって、「それをやっているときは、何も考えずに集中できる」というのであれば、仕事をする以上に免疫力アップにつながるでしょう。

歌を歌うのが好きなら、友人を誘ってカラオケに行けばいいし、映画鑑賞が趣味なら、好きな映画を観に行けばいいのです。体調があまりよくないときには、休めばいい。グルメの人は、体調がよくて食欲があるときに、好きなレストランで存分に食事を楽しんだほうがいいと思います。

がんのために、何かを諦めることはないのです。むしろ、「私は〇〇がしたいのです」と主治医に希望を告げたほうがよいと思います。希望通りにいかないこともあるでしょうが、主治医は治療効果に差し障りがないように工夫したりアドバイスをしたりしてくれるはずです。

好きなことをどんどんやったほうが、がんを克服する一助になるのです。

地元の病院と縁を切ってはいけない

私のところには地方から治療に通ってくる患者さんも多くいますが、なかには地元の主治医と険悪な関係になっている方がいらっしゃいます。主治医にセカンドオピニオンを申しでたりしたときに、気まずい関係になってしまったのでしょうが、地元の病院とのつながりは円滑にしておいたほうがいいと思います。

たとえ手術は東京にいる医者が執刀するとしても、その後の治療は地元に帰って行う可能性もあるわけです。そのときには、元の主治医のいる病院にお世話にならざるを得ないからです。

医者と患者が気まずい関係では、治療もうまくいきません。

確かに、患者さんがセカンドオピニオンを申しでると、医者のなかには内心ムッとする先生がいるかもしれませんが、決していやとはいわないはずです。くれぐれも地元の医者とは、喧嘩腰になって関係を悪くしたりしないでほしいと思います。

また、年老いた親が田舎で一人暮らしをしている場合、東京に住んでいる子どもたちが親を引き取って、東京の病院で治療を受けさせるケースもあります。

しかし、東京で暮らすということは、年老いた親にとってはかなりのストレスになります。右も左もわかりませんし、知り合いもいないからです。

東京のほうが専門医の数が多いとはいっても、高齢の方の場合は、地元の病院で診てもらったほうが、精神的には安定します。親が東京の病院で診てもらいたいというなら話は別ですが、親の気持ちを無視して東京に呼び寄せることは、メリットよりデメリットのほうが多いように思います。

手術など特別な治療は東京の医者に任せるにしても、地元の病院との縁は切らずにいたほうがいい、というのが私の意見です。

がんは「人生の幕の下ろし方」を決められる病気

私は膵臓がんの専門医として数多くの患者さんと接してきましたが、そうした診察の日々のなかで、「がんは人生の幕の下ろし方を決められる病気なのだ」と実感するようになりました。なぜなら、がんは、心筋梗塞や脳梗塞などで突然亡くなるのとは違い、ある程度余命がわかるので、残りの人生をどう生きるか、自分で決められるからです。

患者さんにとって、がんを宣告されることは非常につらいことですが、逆にいえば、人生でやり残したことや、やりたいことを実行できる猶予を与えられている、ともいえるのです。

実際、患者さんのなかには、それまでできなかったことをやり始める方たちもいます。

海外旅行を夢見ながら先延ばしにしてきた方が、思い切ってイタリアに行ってみたり、死ぬまでに半生記を書こうと思っていた人が、実際に書き始めてみたり。「いつか、やろう」と思っていたことをやり始めた患者さんたちの顔は、とてもすがすがしく輝いています。

そういう患者さんのなかには、不思議なことに、がんが治っていないのに悪化せず、長生きしている方もいるのです。いわゆる、がんとの共存です。

生きがいを感じることや、生きる意欲を持つことは、がん患者にとって非常に意味のあることなのだと、私も日々痛感しています。

死生観は持っていたほうがいい

私は膵臓がんの患者さんと接することが多いので、どうしても「死」というものを意識せざるを得ません。気心が知れるようになってきた患者さんとは、「病気になってもならなくても、人間、いつかは死にますからね」などと冗談めかした会話を交わしたりしています。

欧米人は子どもの頃から教会に通ったりして宗教に接しているせいか、「人間はいつか死ぬ」と、ある程度達観しています。しかし、日本人はふだん宗教とは縁遠く、また、世界のなかでも安全な国であるため、「死はどこか遠くにあるもの」と感じている人が多いようです。

そのため、がんを宣告されると、ショックを受けて、「自分はもうすぐ死んでしまうのか」と落ち込んでしまうのだと思います。

最近はドナー登録や臓器提供の意思表示をする方もおり、そういう人たちは自分の死について深く考える機会がありますが、そうでない人は、実際には自分の死について考えることはほとんどありません。しかしながら、「がんになったら、どうしよう?」と常日頃から考えておくことは、とても大切なことだと思います。

もし私ががんになったら、「とうとうがんになっちゃったか……」「ちょっと早すぎないか……」「いよいよ年貢の納め時か……」などとその事実を受け入れようと思っています(実際にはジタバタしてしまうかもしれませんが)。

私がこんなことをお話しするのは、いざ、がんになったとき、動揺したり落ち込んだりして、治療に前向きに取り組めなかったり、残りの人生について何も考えられなかったりするのを避けてほしいからです。

たとえば、「医者が、治る確率が70％ぐらいあるというのであれば、積極的に治療を受けよう」とか、「治る確率が10％しかないなら、治療は最低限にして好きなことをやろう」とか、「残り10％の確率にかけて治療しよう」とか、「余命が短いなら、家族と過ごす時間を大切にしよう」などとあらかじめ考えておくのです。

おそらく、そのときの年齢や状況によって、考え方も変わっていくことでしょう。

ただ、ふだんから死について考えている人は、がんと診断されても、病気を受け入れる気持ちの余裕があるように思います。それが治療を受けるうえで、プラスに働くことはまちがいありません。

膵臓がんという難治性の病気の専門医は常日頃、こうしたことを実感していることと思います。

がんにならない方法はあるのか

健康雑誌などを読むと、「○○すれば、がんにならない」といった記事が掲載されていたりしますが、ほとんど科学的な根拠はないと思います。本当にそんな方法があれば、だれもが実行し、がんにならなかったという結果を得ていることでしょう。

もちろん、それぞれのがんにおいて、なりやすさを示す危険因子が挙げられていますが、これらに該当したから、百パーセントがんになるというわけではなく、要注意ですよという警告みたいなものです。結局、がんになる人はなるし、ならない人はならないというのが実際のところなのです。

それでも、がんの予防になるかどうかはわかりませんが、日々の生活で気をつけたほうがいいといわれていることはあります。生活習慣病の予防みたいですが、「偏った食事」「運動不足」「ストレス」「睡眠不足」などです。

食事に関しては、肉や魚、野菜をバランスよく食べることが大切です。「肉が好きだから肉だけ」とか「痩せたいから野菜だけ」という偏食はよくありません。食事のバランスに気をつけて、好きなものを適度に食べればいいと思います。ただし、暴飲暴食は避け、腹八分目が基本です。

運動については、お金のかからないウォーキングなど、適度に負荷のかかるものがおすすめです。私は自宅が駅から遠く、20分は歩かないといけないのですが、それがちょうどいい運動になっています。電車通勤している人は、一駅分歩くとか、買い物は車を使わず歩いて行くとか、その程度の運動でいいと思います。

一方で、ふだんからスポーツジムに通ったり、ジョギングやマラソンなどを行っている人はよいのですが、まったく運動していない人が急にジョギングしだしたり、ジムに通って鍛えたりすると、心筋梗塞や脳梗塞などの病気を誘発したりする可能性もあります。自分に見合った適度な運動を心がけましょう。

ストレスは、生きていれば避けることはできないものですが、一方向だけを見ないで、前後左右、上下などを見て目線や価値観を少しずらして、うまく気分転換すれば、解消できるかもしれません。仕事のストレスが大きいなら、少し休憩したり、まったく別のことを考えたり、好きな趣味の時間を持ったりすることで気分を変えることもできます。熱中できることがあれば、いつの間にかいやなことは忘れているものです。

睡眠時間については個人差がありますが、睡眠不足は体によくありません。肉体的にも精神的にも疲れが取れず、がんにもなりやすいといわれています。

私は、以前は睡眠時間が4～5時間でしたが、最近は6時間睡眠を目標にしています。そのおかげで、以前に比べ、疲労感が軽減されたように思います。

また、夜眠る前にテレビやパソコン、スマホなどの光を浴びると、睡眠のサイクルが崩れ、眠りが浅くなるといわれています。文明の利器に触れるのはほどほどにして、夜はぐっすり眠るようにしましょう。

喫煙は、肺がんをはじめとして、さまざまながんのリスクを高めるといわれています。とはいえ、ヘビースモーカーの人でも長生きしている人はいるので、喫煙習慣があるからといって、がんになるとは限りません。なお最近は、タバコを吸わない人の肺がんも増えているようですが、やはりがんが気になる人は、タバコはやめたほうが無難です。

お酒は、飲みすぎるとがんの発生率が高くなるといわれています（喫煙が加わるとさらに高くなります）。また、がんにならなくても肝臓や膵臓をこわしてしまうので、ほどほどにしたほうがいいでしょう。

お酒を飲んで、顔が異様なほど真っ赤になる人は、喉頭《こうとう》がんや咽頭《いんとう》がん、食道がんになりやすいといわれているので、注意が必要かもしれません。

また、熱燗《あつかん》や冷たいビール、熱いお茶やタバコなど、強い刺激を喉や食道に毎日のように何度も与えていると、喉頭や咽頭、食道にがんができやすくなるといわれています。なぜなら過度の刺激により、細胞が傷つき、がんを引き起こしやすくしてしまうからです。

太陽の紫外線を浴びすぎると、皮膚がんになりやすくなりますが、それも刺激が強すぎるせいです。何ごとも過剰になると、体にはよくないということです。

日常生活で気をつけるべき点をいくつかお話ししましたが、あまり神経質になることはありません。がんを心配しすぎて、それがストレスになっては元も子もないからです。

好きなことに精をだし、おいしいものをバランスよく食べ、明るい気持ちで楽しく過ごすことが、一番のがん予防法なのです。

第七章

がん治療と外科医はこれからどうなるか

がんができた場所によって治りやすさは大きく異なる

いまや国民病ともいえるがんですが、がんができた場所やがんの性質、発見された時期などによって、治りやすさに大きな違いがあります。

すでにお話しした5年生存率からもおわかりの通り、前立腺がん、乳がん、甲状腺がん、子宮体がん、大腸がん、子宮頸がん、胃がん、卵巣がんは、5年後も50％以上の生存率があり、治りやすいがんといえます。

一方で、肺がん、食道がん、肝臓がん、胆のう・胆管がん、膵臓がんの5年生存率は50％以下であり、治りにくいがんといえるでしょう。

もっとも治癒率の低い膵臓がんは、悪性度の高いがんなので、一度手術した後に再発したりすると、2度目の手術はほとんど行えないことはすでに述べた通りです。

ただし、最初の手術から3〜5年ぐらい経って、残った膵臓にまたがんができた場合は、新たにがんが発生したと考え、適応を慎重に検討して手術をすることもあります。

比較的、治りやすいとされている大腸がんや胃がんなどでも、早期に発見することができなかったり、そもそも悪性度の高いがんの場合には、すぐに手術ができません。抗がん剤治療などを行い、がんが小さくなってから手術をすることになります。

一般的に、大腸がんや胃がんなどには、おとなしいタイプのがんが多く、再発したり、転移したりしても、何度も手術をすることで延命できる人もいます。そのときは、抗がん剤治療も併用します。

以前は、大腸がんや胃がんの患者さんに手術後の再発があった場合、2度目の手術はしていませんでした。治る率が低いと思われていたからです。

ところが、効果的な抗がん剤の登場によって、がんの進行をある程度コントロールできるようになり、大腸がんや胃がんの患者さんでは、条件が整えば2度以上の手術が可能になる場合がでてくるようになってきました。

大腸がんになった有名人のなかには、他の臓器に転移しても手術を繰り返し、現在も活躍されている方がいます。それは大腸がんだったから可能なことであり、これが膵臓がんであれば、そういうわけにはいきません。なにしろ、がんの悪性度が高く、すぐにまた再発してしまうからです。

このように、がんができた場所によって、治りやすさは大きく異なります。膵臓がんの専門医である私から見れば、「大腸がんの患者さんは、まだ多少は運がよかった」ということになるのです。

膵臓がんの患者さんのなかには、膵臓がんと他のがんとを、がんという名前から同程度の治癒率の病気だと思い込み、「私の友人で大腸がんになった人は、手術をして治ったから、私も手術をすれば治るにちがいない」と楽観的に考える方もいます。

しかし残念ながら、それは大きな誤解といえます。がんのできた場所によって治りやすさが違う、それが厳然たる事実なのです。

がん治療は試行錯誤で発展していく

極めてまれなケースですが、膵臓がんの患者さんで、他の臓器に転移した後も元気に生活している方がいらっしゃいます。

この方は、最初に膵臓がんの手術をし、数年後に肺に転移したのですが、がんが小さく、がんができた場所も手術しやすいところだったため、本人の承諾も得て、手術に踏み切ったのです。手術後には抗がん剤治療も併用しましたが、現在に至るまで15年以上も生存しています。

定期的に検査はしていますが、いまだに再発したがんは発見されていません。もしかすると、どこかにがん細胞が潜んでいるのかもしれませんが、うまくバランスが取れているのでしょう。第一章でお話しした「がん幹細胞」がおとなしくしているとも考えられます。

この患者さんの場合、手術が可能かどうか、肺がん専門の先生とも相談しましたが、常識的に考えれば、手術の適応にはならないケースでした。

しかし、肺転移の数が2〜3個でそれぞれ小さく、同じ領域に存在していたため、「もしかしたら手術が効果的かもしれない」という漠然とした期待が私にはあったのです。少しでも可能性があるなら、医師としてやれることはやりたいという気持ちでした。それを患者さんに提示したら、「ぜひとも手術を受けたい」という返事だったのです。

このケースは、私のそれまでの経験と勘をもとに手術を行い、幸いよい結果を得られましたが、「こういう場合は手術ができる」という科学的根拠があるわけではありません。

おそらく他の常識的な膵臓がんの専門医であれば、手術などせず、抗がん剤治療しかやらないケースといえるでしょう。しかし、それでは15年も生き延びることはできません。このようなケースでは臨床試験を行うことはむずかしく、科学的根拠を導きだすことがなかなかできません。

患者さんのために、「いまできることをやる」「可能性がありそうだったら患者さんとじっくり話し合って治療を進める」というのが医師の務めだと私は考えています。

治療法が確立されていない場合には、こうした試行錯誤を繰り返しながら、医学は発展していくのだと思います。

「分子標的薬」は効くのか

最近では、がん細胞だけに作用する「分子標的薬《ぶんしひょうてきやく》」という薬が登場しています。これは、がん細胞の表面にある遺伝子やタンパク質を分子レベルでとらえ、それを標的にして、がん細胞を退治するものです。がん細胞を狙い撃ちにするため、正常な細胞へのダメージが少なくなるというメリットがあります。

しかし、副作用がまったくないわけではなく、強くでてしまう場合もあります。薬によっては、間質性肺炎（肺胞の壁や周辺に炎症が起こること）、心不全、出血、消化管穿孔《せんこう》（胃や腸に穴が開くこと）、塞栓症《そくせんしょう》（血の塊などが血管をふさぐこと）などの重度の副作用を起こすことがあるのです。

分子標的薬を使うにあたっては十分な注意が必要ですが、がんの種類によっては大きな効果が見込まれます。消化器がんのなかでも大腸がんには効き目があるといわれ、多くの患者さんの命を救っています。

分子標的薬にしても、抗がん剤にしても、遺伝子レベルで検査すれば、薬が患者さんの体質に合っているかどうかが徐々にわかるようになってきています。さらに研究が進めば、治療前に有効な薬剤の選択ができるようになり、その患者さんに合ったオーダーメイド治療ができるようになる日が来るかもしれません。そうなれば治療効果も上がり、副作用に悩むことも多少は減るのではないかと思います。

放射線治療の効果はがんの種類によって変わる

放射線治療というのは、がん細胞にX線やガンマ線、電子線などの放射線をあてて、がん細胞が増えないようにしたり、死滅させたりするものです。

抗がん剤治療が全身に影響を及ぼす治療法であるのに対し、放射線治療は患部に直接、放射線を照射する治療法であるため、全身への影響が少なくてすみます。

とはいえ、どのがんにも効果があるというわけではありません。脳腫瘍や肺がん、乳がん、食道がん、前立腺がんなどには大きな成果が見られますが、胃や大腸などの消化器のがんには向きません。これらの臓器に放射線があたってしまうと、穴が開いてしまったり、出血したりして合併症を引き起こしてしまうからです。

放射線治療にも副作用はあり、治療中や治療終了直後に起こるもの（急性期）と治療終了後、半年から数年経った後に起こるもの（晩期）があります。

急性期の副作用としては、倦怠感、食欲不振、貧血、白血球数や血小板数の減少などがあるほか、放射線をあてた場所に副作用が現れることがあります。

たとえば、頭部に放射線を照射した場合には、頭痛、耳痛、めまい、脱毛、吐き気、嘔吐などがあり、喉に照射した場合は、喉に炎症を起こして痛みがでたり、ものが飲み込みにくくなったり、声がかれたりします。肺に照射した場合、食道が治療部分に入っていると、食道炎を起こして、ものが飲み込みにくくなったり、飲み込むときに痛みを感じるほか、まれに咳《せき》や発熱、息切れがでることがあります。乳房に照射した場合にも、食道炎になったり、咳、発熱、息切れがでたりします。

晩期の副作用としては、頭部に放射線を照射した場合は、難聴《なんちょう》、顔面神経麻痺《がんめんしんけいまひ》、脳障害、下垂体機能低下《かすいたいきのうていか》（ホルモンの分泌が乱れ、さまざまな症状を引き起こす）などが起こることがあります。

喉に照射した場合は、皮膚に潰瘍《かいよう》ができたり、皮膚がかたくなったり、肺に照射した場合は、肺機能が低下して呼吸が苦しくなったり、食道が細くなって食事が通りにくくなったりすることがあります。乳房に照射した場合には、乳房がかたくなることがあります。

このように放射線治療の副作用は、放射線を照射する場所によって症状が異なりますが、だれにでも副作用が起こるというわけではありません。人によっては、ほとんど副作用がない人もいます。それは抗がん剤でも同様です。

放射線治療は、実際に放射線をあてる放射線技師と、放射線をあてる設計図を作る放射線科医の腕によって、治療の効果が大きく左右されます。

マニュアル通りにやるのではなく、患者さんに合わせて微調整を加えられる医師なら安心ですが、そうでないと、照射すべきでないところに放射線があたってしまうこともあるのです。

また、放射線治療のなかには、膵臓がんにはまだ健康保険の適用になっていない「粒子《りゅうし》線《せん》治療」というものがあります。

粒子線治療のなかには重粒子線《じゅうりゅうしせん》治療と陽子線治療がありますが、従来の放射線治療よりピンポイントでがん細胞を狙い撃ちでき、治療効果が高いとされています。

しかし、消化器がんでは有効性や安全性に対する科学的根拠が十分でないため、まだ研究段階で先進医療として行われています。

したがって高額になりますので、実施施設で説明を聞いたり、主治医とよく相談してから治療を受けるかどうかを決めるほうがいいと思います。

免疫療法は効果があるのか

免疫療法とは、体のなかに備わっている免疫の仕組みを利用して、がん細胞に対する「免疫力」を高めることで、がん細胞を撃退しようとする治療のことです。免疫力というのは、体のなかに侵入してくるウイルスや細菌などを排除する能力のことです。

がん細胞に対する免疫力を高める方法には、患者さんの血液から免疫細胞を取りだし、専用の培養液で免疫細胞を増やしたり強化したりした後、再び、患者さんの体内に戻す方法や、がん細胞の顔つきを免疫細胞に覚えさせて、患者さんの体のなかで免疫細胞を動員してがん細胞を攻撃したりするなどさまざまな方法があります。

患者さん自身の免疫細胞を使うため、抗がん剤ほどの副作用はありませんが、熱がでたり、注射部位が赤く腫れたりすることもあります。

しかし、免疫療法は保険の適用になっておらず、研究段階の治療法といえます。

膵臓がんに限っていえば、将来はわかりませんが、現在の免疫療法でがんを治すことはできません。以前、テレビの健康情報番組で「膵臓がんに免疫療法が効いた」という内容が放送されたことがあります。

しかし、それは膵臓がんのなかでも種類の違うがんで、免疫療法を受けても受けなくても、手術後の予後が比較的いいものでした。

確かに、免疫療法を行えば、免疫力はアップするでしょう。抗がん剤治療を受けている人に免疫療法を行えば、白血球数減少などの副作用を多少なりとも抑えることはできると思います。しかし、それはあくまでもサポート的な役割でしかないのです。

いまのところ、免疫療法だけでがん細胞を退治できるという科学的根拠はありません。ネズミを使った動物実験で「延命できた」とする報告もありますが、ネズミと人間では効果の現れ方がまったく違います。たとえ免疫力がアップしたとしても、生存期間が長くならなければ、意味はないのです。

そうはいっても、免疫療法に将来性がまったくないわけではありません。最近、皮膚がんや肺がんの一部において新しい機序による免疫治療薬が日本で開発され、劇的な効果が認められる例もでてきています。近い将来、膵臓がんにおいても有望ながんの治療法になる可能性はあります。5年後、10年後に、「手術」「抗がん剤治療」「放射線治療」に次ぐ第4の治療法として医療現場で普通に使われているかもしれません。そうなってほしいと私も願っています。

なぜ若手の外科医が減っているのか

いま、日本には若い外科医が不足しています。

医療現場にいる私自身、それを痛感していますが、日本の研究グループが、厚生労働省発表の医師・歯科医師・薬剤師調査（1994〜2006年）をもとに調査したところ、全実働医師数は19・3％も増加しているにもかかわらず、一般外科医は12・7％も減少していることがわかりました。とくに、30〜40代の中堅ともいうべき世代の一般外科医は、10年間で22・6％も減少しています。

これは、外科医が置かれている劣悪な待遇と労働環境が原因でしょう。病院に勤務する外科医は、少なくとも一日12時間は働いています。私も朝7時に病院に来て、病院をでるのは夜7時か8時ぐらいです。昔は、夜10時、11時まで病院にいましたし、若い頃はほとんど自宅に帰らない生活を送っていました。医師の過労死が問題になったこともあり、いまはそこまで勤務することはなくなりましたが、それでも激務であることに変わりはありません。

しかも、外科医は人の命を預かる仕事ですから、いつも神経を遣っています。にもかかわらず、若手の外科医を満足させるような収入ではないのです。読者の皆さんは「それでも、一般サラリーマンより高収入なのでは?」と思うかもしれませんが、そんなことはありません。大学病院の医師の給料など、たかが知れています。

さらに、若手の外科医が減る理由としては、第四章でもお話しした「医療ミスとして訴えられるリスク」があります。激務に耐えて誠実に仕事をしても、たまたま起きてしまった合併症を医療ミスとして断罪されては、こわくて患者さんを診ることができなくなってしまいます。

私の周りを見ても、30~40代の若手の外科医が少なくなっているのは確かです。私の世代は外科医の仕事にやりがいを感じ、それを心の糧に激務もこなしていますが、使命感や興味だけでは若手の医師を引き止めることがむずかしくなっているのです。

外科医の数が少なくなれば、それは後々、患者さんにも大きな影響を及ぼします。

腕のいい医師にあたる率が低くなるばかりか、手術ができる医師自体がいなくなってしまう可能性もあるのです。

医療ミスにしっかり対応することは重要ですが、社会全体で外科医を育成していく姿勢も大切だと思います。

外科医を敬遠する研修医たち

外科医の数が少なくなっているのは、30～40代の中堅の医者だけではありません。外科医を希望する20代の研修医の数も年々、減っています。

医者になるためには医師国家試験に合格した後、2年間の初期臨床研修を行いますが、必修の診療科から外科が外され、選択する診療科になってしまったのです。おそらく、外科を希望する研修医が少なくなってしまったのも一因でしょう。外科に人気があった私の時代には考えられないことです。

そもそも、若い研修医の姿勢が、私が若かった頃とは様変わりしています。私の世代の外科医は、仕事に対して「やりがい」や「使命感」、「情熱」を持っていました。それが激務でも仕事をこなす原動力になっていたのです（いまもそうですが……）。

ところが、最近の若い研修医は必ずしもそうとはいえません。

数年前に出会った研修医から、あるとき、「先生は、どうして、そんなに一生懸命に仕事をするのですか？」と真顔で聞かれたことがあります。そういう質問をされること自体、私にとっては驚きでしたが、私が「医者という職業についたからには、使命感というものがあるだろう」と答えても、相手は「そうなんですね……」といっただけで、ピンと来ない様子でした。

若い研修医に限らず、若者全般にいえることだと思いますが、いまは「使命感」という言葉が死語になっているのではないでしょうか。

たとえば、若い医者に「仕事をやるうえでもっとも大切なものは何か」と聞くと、興味ややりがいといったものではなく、自分の時間の確保や休暇、給料といった自分自身のＱＯＬなどが挙げられるようです。医者の世界でも価値観が大きく変化してしまった気がします。

このような状況なので、たとえ外科を希望しても、手術がむずかしく時間がかかり、合併症が起こりやすい肝胆膵外科を選ぶ医者は激減しています。

昔はみな、むずかしい手術をやりたくて、外科を希望する研修医が10人いれば、そのうちの7〜8人は肝胆膵外科を希望したものですが、いまは敬遠される診療科になってしまいました。

医者の数が減っているわけではありませんが、人気のあるのは、当直や緊急呼びだしの少ない科、重症な患者さんの少ない科、日常の時間配分がある程度計算できる科などです。

現実問題として、近い将来、肝胆膵の外科医が非常に少なくなる可能性は高いといえるでしょう。

若い外科医を増やすには

私が研修医のときは、指導医に怒鳴られ、厳しくされながら知識や技術を身につけたものでしたが、いま同じように指導しようとすると、多くの若い研修医は心が折れ、めげてしまいます。へたをすると、医者を続けることすら断念してしまいかねないのです。

そんな状況なので、どこの病院でも「厳しくするより、褒めて育てる」という指導法が主流になっているのではないでしょうか。

しかし、内心では「厳しくしたほうが、それに耐えることでメンタルも鍛えられるし、大事なことが記憶に残って、あとあと役に立つのに」と思います。厳しくすることで、周りも「萎縮する」のではなく、「気を引き締めてやろう」という空気になります。

厳しくすることを奨励するわけではありませんが、それに耐えられないようでは、手術で何か異変が起こったときに逃げ腰になってしまいます。

また、「仕事に使命感を感じる若手の医者が少なくなった」というお話をしましたが、それは時代の空気みたいなものも影響していると思います。ずっと平和で、飽食の時代が続いている現代に、飢えで亡くなる人はいません。そういう恵まれた時代に暮らしていると、どうしても他人に目が行かず、自分のことしか考えられなくなるのではないでしょうか。

貧しかった時代のほうが、他人に対して優しく、お互いに助け合おうという精神があったように思います。いまは、社会全体が他人を思いやる気持ちが希薄になっている気がします。

では、どうしたら若い外科医にやる気をだしてもらえるのでしょうか？

それは一人でも多くの人が、「応援してあげる」ことだと思います。

たとえば、いま、伝統文化や伝統芸能の分野でも継承者がいなくて、存続の危機に直面しているものがあります。しかし、社会がその文化や芸能の価値を認めてあげれば、それを引き継ぐ人材も現れるはずです。

医療の世界も同じです。外科医の仕事は医療になくてはならないもの、意義のある仕事なのだと人々が認めてあげることが重要なのです。患者さんからの叱咤激励が若い外科医だけでなく、医師全体を育てるのだと思います。

一人でも多くの方に、ぜひ、そうした意識を持って、若い外科医を応援していただきたいと思います。

あとがき

私は外科医になって約30年になりますが、いつも初心の気持ちを忘れてはいけないと思っています。本文にも書きましたが、「自分はいろいろな手術ができる」などと天狗になったら、足をすくわれて合併症を引き起こしたり、手術中に単純ミスを犯してしまったりするからです。

それに、医学は常に進歩しています。5年前には当たり前だった治療法が、すでに過去のものになっていることが多々あるのです。そういう状況のなかで、「あらゆる治療法を覚えたから、もう大丈夫」と思ったら、その時点で成長はストップする。私はそう思っています。

そういう気持ちを忘れないために、私は本などで気になる言葉を見つけたら、メモを取るようにしています。

たとえば、最近、書き留めたものに、次のような言葉があります。

「人を相手にせず、天を相手にせよ。天を相手にして、己《おのれ》を尽くして人を咎《とが》めず、我が誠の足らざるを尋ぬべし」（『遺訓』西郷隆盛）

これは、「人を相手にしないで、天を相手にしなさい。天を相手にして自分の誠を尽くし、人の非を咎めるようなことをせず、自分の真心の足りないことを反省しなさい」という意味になります。

医者も人間ですから、人間関係などで心が穏やかでないこともあります。そんなときに、この言葉を思い浮かべるのです。そうすれば、どんなときでも平常心でいることができるのです。

また、次の言葉は、まさに手術の心構えの参考になるものです。

「これは急ぎの御用だから、ゆっくりやってくれ」（幕末の外国奉行／川路《かわじ》左衛門《さえもんの》尉《じょう》 聖謨《としあきら》）

これは、手術するときに「時間をかけるところはゆっくりと、早くできるところはスピーディにやる」ということにつながります。手術中に何か起こっても、焦ってバタバタしてはいけないということです。

そうならないためにも、手術前に患者さんの状態を入念にチェックし、画像検査から患部をどのように切除するのかなど、あらゆるイメージを持つことが大切なのです。それを怠ってしまうと、手術中に起こることに対応できなくなってしまいます。

こうした自戒の言葉をノートに書き留めることが、私の心を落ち着かせてくれるように思います。これからも初心を忘れずに、患者さんのために日々精進していきたい。本書を執筆して、あらためてそう思いました。

本書が、読者の皆さんが病院を受診する際の参考になれば幸いです。

参考文献

日本外科学会NCD登録(Kimura W, et al. Ann Surg 2014;259:773-780.)

日本膵切研究会(Okano K, et al. Br J Surg 2015;102:1551-1560.)

日本膵臓学会膵癌登録報告(日本膵臓学会ホームページから)

羽鳥隆、他：年代別にみた膵癌外科治療成績の進歩
『消化器内科』第50巻第3号、479-484頁、2010

日本外科学会『Surgery Today』28 May 2013

著者略歴

羽鳥 隆《はとりたかし》

肝胆膵外科医。国際医療福祉大学三田病院教授。医学博士。
一九八六年群馬大学医学部卒業、東京女子医科大学消化器外科入局。
その後、東京女子医科大学消化器外科准教授を経て、現職。
共同編集書に『膵癌診療ポケットガイド』(医学書院)がある。

幻冬舎新書 442

外科医の腕は何で決まるのか
がん手術のすべてがわかる

二〇一六年十一月三十日 第一刷発行

著者 羽鳥 隆
発行人 見城 徹
編集人 志儀保博

発行所 株式会社 幻冬舎
〒一五一-〇〇五一 東京都渋谷区千駄ヶ谷四-九-七
電話 〇三-五四一一-六二一一(編集)
〇三-五四一一-六二二二(営業)
振替 〇〇一二〇-八-七六七六四三

ブックデザイン 鈴木成一デザイン室
印刷・製本所 株式会社 光邦

検印廃止

Printed in Japan ISBN978-4-344-98443-1 C0295
は-12-1

幻冬舎ホームページアドレス http://www.gentosha.co.jp/
*この本に関するご意見・ご感想をメールでお寄せいただく場合は、comment@gentosha.co.jp まで。